关注血糖 把握生命

张照芳 编著

井庆平
李淑芬 主审

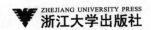

ZHEJIANG UNIVERSITY PRESS
浙江大学出版社

图书在版编目(CIP)数据

关注血糖 把握生命 / 张照芳编著.—杭州：浙江大学出版社，2014.7

ISBN 978-7-308-13594-8

Ⅰ.①关… Ⅱ.①张… Ⅲ.①糖尿病－防治 Ⅳ.①R587.1

中国版本图书馆 CIP 数据核字（2014）第 167093 号

关注血糖 把握生命

张照芳 编著

策 划 者	阮海潮
责任编辑	阮海潮(ruanhc@zju.edu.cn)
封面设计	杭州林智广告有限公司
出版发行	浙江大学出版社
	（杭州市天目山路 148 号 邮政编码 310007）
	（网址：http://www.zjupress.com）
排 版	杭州林智广告有限公司
印 刷	浙江省良渚印刷厂
开 本	880mm×1230mm 1/32
印 张	7.875
字 数	227 千
版印次	2014 年 7 月第 1 版 2014 年 7 月第 1 次印刷
书 号	ISBN 978-7-308-13594-8
定 价	19.80 元

序

  糖尿病是常见病、多发病,是严重威胁人类健康的世界性公共卫生问题。目前在世界范围内,糖尿病的患病率、发病率和糖尿病患者数量急剧上升,已成为失控的灾难和迫在眉睫的威胁,对全球医疗体系构成"巨大挑战"。

  根据国际糖尿病联盟最新统计,2013 年全球糖尿病在 20～79 岁成人中的患病率为 8.3%,患者人数已达 3.82 亿,其中 80% 在中等和低收入国家。预计到 2035 年全球将有近 5.92 亿人患糖尿病。

  中国糖尿病的患病人数居全球首位。2013 年 9 月 4 日 JAMA 报道,2010 年全国糖尿病流行病学调查结果显示,18 岁及以上成人糖尿病患病率高达 11.6%,已达 1.139 亿人,糖尿病前期患病率 50.1%,已达 4.934 亿人。血糖不正常者占 62%(约 6.1 亿人),每 10 位成人中,6 位血糖不正常,这数字令人惊异,事实令人震惊。

  糖尿病复杂的发病过程使人类至今尚未找到根治的方法,这就意味着患者需要终身接受治疗,但遗憾的是,即使是在发达国家,也有约 2/3 的患者得不到有效管理。在发展中国家包括我国在内,糖尿病的控制状况更不容乐观。糖尿病及其并发症给人类健康带来严重的威胁,给社会发展带来了沉重的负担。

  因此,普及糖尿病教育知识,预防糖尿病的发生,努力提高糖尿病的诊疗水平和糖尿病患者的自我管理能力,不仅成为医学界的一项重要任务,而且也是有效防治糖尿病的一个根本措施。

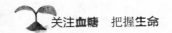

　　在此,我向广大读者和同仁们推荐这本由淄博市第一医院内分泌科糖尿病专科护士张照芳编著的《关注血糖　把握生命》。本书内容新颖、取材广泛且叙述简明、通俗易懂,不仅对糖尿病及其并发症的最新防治知识做了简要描述,还深入浅出,全面系统地论述了糖尿病的健康教育知识,纠正了常见的"错误认识",引导糖尿病患者走出误区,享受健康愉快的生活,享有正常人的寿命。

　　此书不仅是糖尿病患者及亲属的一本很好的健康教育读物,还有望成为广大医务工作者、糖尿病教育者及医学院校学生的良朋益友。控制糖尿病,刻不容缓。我衷心地希望每一位从事糖尿病防治的医护人员、糖尿病宣传教育工作者和与内分泌有关的各科室医护人员都能时刻牢记使命,共同遏制我国糖尿病及其并发症的增长趋势,为糖尿病患者和民众的健康送去福祉,为世界糖尿病防治事业贡献力量。

2014 年 4 月

前　言

健康是一切幸福的基础

糖尿病患者要慎防无知的代价

做一个健康的人

本书直击糖尿病的核心问题

教会患者如何避免无知

如何应对糖尿病的悄然来袭

轻松愉快地过好每一天

目录
CONTENTS

 第一章　正确了解糖尿病

第二章　如何控制好糖尿病

第三章　突发急性并发症——冷静处理　从容应对

第四章　糖尿病的危害——血糖事小　并发症事大

第五章　糖尿病的特殊情况

第六章 持之以恒 糖尿病患者也可享受美好人生

附 录

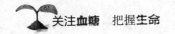

正确了解糖尿病

ZHENGQUE LIAOJIE TANGNIAOBING

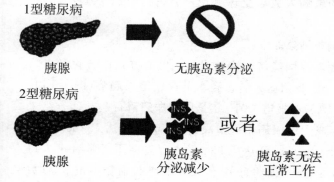

1型糖尿病

胰腺　　　　　　　　无胰岛素分泌

2型糖尿病

胰腺　　　　　胰岛素　　或者　　胰岛素无法
　　　　　　　分泌减少　　　　　正常工作

第一节　为什么要了解糖尿病

为什么要了解糖尿病？因为糖尿病危害大！忽视糖尿病危害更大！

一、不断攀升的发病率

糖尿病已成为失控的灾难和迫在眉睫的威胁。

2011 年 9 月 13 日在里斯本,IDF 发布糖尿病全球最新数据:全球糖尿病患者数已增至 3.66 亿人,每年约有 460 万人死于糖尿病。平均每七秒钟就有 1 人死于糖尿病。糖尿病已对全球医疗体系构成"巨大挑战"。

根据 IDF 最新统计,2013 年全球糖尿病在 20～79 岁成人中的患病率为 8.3%,患者人数已达 3.82 亿,其中 80% 在中低收入国家。预计到 2035 年全球将有近 5.92 亿人患糖尿病。

中国糖尿病的患病人数居全球首位,其次是印度、美国、巴西、俄罗斯。

我国糖尿病调查结果如下:

近 30 年来,随着我国经济的高速发展、生活方式西方化和人口老龄化、肥胖率上升,我国糖尿病患病率呈快速增长趋势(图 1-1)。2013 年 9 月 4 日 JAMA 报道,2010 年全国糖尿病流行病学调查结果显示,18 岁及以上成人糖尿病患病率高达 11.6%,已达 1.139 亿人;糖尿病前期患病率 50.1%,已达 4.934 亿人。血糖不正常者占人口总数的 62%,约 6.1 亿人,即约每 10 位成人中,6 位血糖不正常,这数

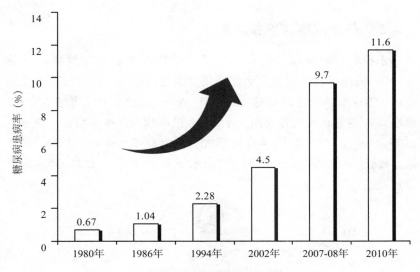

图 1-1　近 30 年我国糖尿病患病率变化情况

字令人惊异,事实令人震惊。

更为严重的是,我国 2 型糖尿病的达标率(2010 年 HbA1c＜7％)仅为 39.7％,大部分的糖尿病患者未被诊断,而已接受治疗者,糖尿病的控制状况也很不理想。另外,儿童及青少年 2 型糖尿病的患病率显著增加,目前已成为超重儿童的关键健康问题。

中国的糖尿病防治现状令人震惊,糖尿病已成为中国最重要的公共卫生问题之一。

另外,随着人们生活水平的提高,在生活方式(饮食环节,环境)改变、人口老龄化、工作压力增大、活动减少等多种因素作用下,糖尿病患者人数还在不断增加,目前糖尿病已成为致死、致残的三大慢性疾病之一。

因此,控制糖尿病,刻不容缓! 我们积极加强糖尿病知识的教育,预防糖尿病的发生。即使我们不能控制糖尿病的开始,也应该努力控制其结局;即使我们无法改变糖尿病的结局,也应该努力改变其进程。

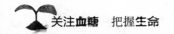

二、严重的糖尿病并发症

未控制好的糖尿病会引发一系列威胁到我们生命健康的并发症,其中糖尿病的急性并发症有糖尿病酮症酸中毒、高血糖高渗压综合征、糖尿病乳酸性酸中毒、低血糖、感染,直接危及患者的生命;而慢性并发症有心脑血管疾病、肾病、视网膜病变、神经病变、糖尿病足等,如不加以控制,可导致脑梗死、心力衰竭、猝死、失明、肾衰竭、截肢、阳痿等,可使患者的健康水平和劳动能力大大下降,甚至造成死亡(图1-2)。

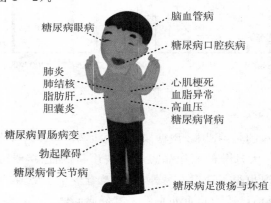

图1-2 糖尿病并发症

三、巨大的心理压力

很多糖尿病患者一旦得知患有糖尿病,就会出现焦虑、恐惧、忧郁等表现,影响日常生活和工作。

四、沉重的经济负担

糖尿病的慢性血管并发症对患者的生命和生活质量威胁极大,给患者、家庭以及国家带来了沉重的经济负担。2010年全世界11.6%的医疗卫生费用花费在防治糖尿病上,世界卫生组织估计2005年至2015年中国由于糖尿病及其相关心血管疾病导致的经济损失达 5577 亿美元。

五、糖尿病是可以预防的

(一)预防 2 型糖尿病的初级方案

1. 针对社会中高危人群(糖尿病前期患者或肥胖患者)的方案;

2. 一般人群(计划增强运动、进行健康饮食的成人或儿童)的方案。

另外,一般人群和高危亚组人群相关危险因素目前正在评估中,需要进一步研究。

(二)高危人群的危险因素

年龄老化、糖尿病家族史、肥胖(特别是腹部肥胖)、静坐生活方式、妊娠糖尿病病史、明确的冠心病、空腹胰岛素水平升高和糖耐量减低。

糖尿病前期是最重要的 2 型糖尿病高危人群,全球每年约有 1.5%～10% 的糖耐量减低患者进展为 2 型糖尿病。推荐采用OGTT(空腹血糖和餐后 2 小时血糖)对糖尿病前期的人群进行筛查,如果筛查结果正常,3 年后应重复检查。

DPP 研究中的临床结局研究表明,减肥、适度体力活动等生活方式改变能够减少 58% 糖耐量减低患者发生 2 型糖尿病。

(三)2 型糖尿病预防可分为三级预防

2 型糖尿病的一级预防是预防 2 型糖尿病的发生,包括在一般人群中宣传糖尿病防治知识,如宣传糖尿病的定义、症状、体征、常见的并发症以及危险因素,提倡健康行为,如合理饮食、适量运动、戒烟限酒、心理平衡;在重点人群开展糖尿病筛查,一旦发现有糖耐量减低或空腹血糖受损,应及早实行干预,以降低糖尿病的发病率。

2 型糖尿病的二级预防,即对已诊断的 2 型糖尿病患者预防糖尿病并发症,主要是预防慢性并发症。防治糖尿病并发症的关键是尽早和尽可能地控制好患者的血糖,纠正血压、血脂紊乱、肥胖、吸烟等导致并发症的危险因素。对 2 型糖尿病患者定期进行糖尿病并发

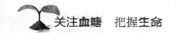

症以及相关疾病的筛选,了解患者有无糖尿病并发症以及有关的疾病或代谢紊乱,如高血压、脂代谢紊乱或心脑血管疾病等,并加强相关的治疗措施,以求全面达到治疗目标。

2 型糖尿病的三级预防就是延缓已发生的糖尿病并发症的进展,降低残废率和死亡率,改善糖尿病患者的生存质量。通过有效的治疗,早期慢性并发症有可能逆转。

六、糖尿病也是可以控制好的

只要患者积极参与,配合医护人员的悉心治疗和护理,了解糖尿病知识,提高自我管理水平,糖尿病患者不仅能得到良好的控制,避免或延缓急慢性并发症的发生,更能像正常人一样拥有健康、幸福、高质量的生活。

小贴士 1

糖尿病的危害主要存在"六大杀手"

谈及糖尿病的危害,北京协和医院糖尿病中心主任向红丁教授指出,糖尿病的危害主要存在"六大杀手":

臃肿的杀手——肥胖

甜蜜的杀手——高血糖

无声的杀手——高血压

油腻的杀手——高血脂(血脂紊乱)

黏稠的杀手——高血液黏稠度

共同的杀手——胰岛素抵抗

要想控制糖尿病,减少或延缓糖尿病并发症的发生,首先必须歼灭这"六大杀手",实现"六项达标"——减肥、降糖、降压、调脂、降黏、减轻胰岛素抵抗,让糖尿病患者"硬硬朗朗地活着"。

第二节　什么是糖尿病

一、糖尿病原来是这么回事

　　血糖为血液中所含的葡萄糖,来自食物中的糖(或碳水化合物)、脂肪、蛋白质,也有一部分是由体内其他物质转变而来的。正常人血糖浓度相对稳定在 3.9～7.8 毫摩尔/升。我们日常食物的营养成分包括糖、蛋白质、脂肪、矿物质、无机盐和维生素等。以糖为例,米饭、糕点、面食、糖果、饮料等都含有糖,这些物质进入胃肠道之后,经过消化分解为葡萄糖,吸收入血即为血糖。葡萄糖随血液循环送往全身各处供机体利用,它是人体能量的主要来源。过多的葡萄糖会在胰岛素的作用下变成糖原储存在肝脏和肌肉中备用,多余部分就转化成脂肪储存起来,多余脂肪的日积月累就会使人体逐渐发胖。

　　胰岛素来源于胰腺,由胰岛内的 β 细胞分泌并释放入血液。胰岛素是一种分子量较小的蛋白质。胰岛素的作用是使细胞利用葡萄糖而降低血糖。健康人在正常情况下,血糖能维持在相对恒定的范围内,其中胰岛素起着重要的作用。在肌肉里,胰岛素像是一把钥匙,帮助打开细胞上的特殊的大门,使葡萄糖进入细胞,发挥给细胞活动提供能量等用途。因为胰岛素让血糖进入细胞,所以血糖会降低,细胞液因此获得足够的能量供代谢消耗。在脂肪组织中,它可以抑制脂肪的分解,可以促进能源以脂肪的形式储存。在肝脏中,胰岛素主要是促进糖原的合成,结果使血糖浓度降低。没有胰岛素,葡萄糖就

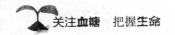

不能进入到细胞中被利用,血糖就会升高。

糖尿病患者血液中的胰岛素含量或活性低于正常水平。饱餐之后,血液中血糖水平很高,胰岛素不能充分承担降糖作用,过量的糖滞留在血液中,不能被肌肉、大脑等组织利用,葡萄糖利用障碍,血糖就会升高。高血糖就像一个大的培养基,组织细胞长期处于这样的环境中,必将导致各组织器官病变的发生。因此,餐后高血糖是糖尿病并发症的"罪魁祸首",必须加以严格控制。

二、糖尿病是如何发生的

当我们的身体不能产生足够的胰岛素或不能很好地利用胰岛素时,从食物中摄取的葡萄糖进入细胞受到阻碍而滞留在血液中,于是血糖值升高,糖随尿排出体外,由此而形成的一系列代谢紊乱就是糖尿病。糖尿病发生机制如图 1-3 所示。

1 型糖尿病:由于制造胰岛素的胰岛 β 细胞被体内产生的相关抗体破坏,因此胰岛 β 细胞只能产生很少的或完全不能产生胰岛素来维持生命。任何年龄都可发病,但多见于儿童和青少年。起病较急,糖尿病的典型症状"三多一少"较为明显。

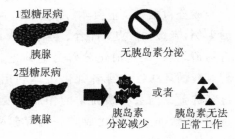

图 1-3 糖尿病发生机制

2 型糖尿病:胰岛 β 细胞尚能分泌胰岛素,但是分泌的量减少或其效能降低,即使有较高的浓度,也不能充分发挥作用(胰岛素抵抗),血中葡萄糖不能被利用而在血液中积聚,血糖便升高。2 型糖尿病多见于中老年及肥胖者。起病较缓慢,"三多一少"的症状常轻微,甚至无症状。

妊娠糖尿病:妊娠期由于胎盘分泌大量的雌激素、孕激素、人胎盘泌乳素等,在外周血中可有拮抗胰岛素的作用,导致胰岛素的敏感性下降。此外,胎盘还分泌胰岛素酶,加速胰岛素的降解,从而使胰岛素活性下降。以上这些因素,使孕妇对胰岛素的需要量增加,如果孕妇胰岛功能处在边缘状态,可进展为糖尿病。

其他特殊类型糖尿病:包括一系列病因比较明确或继发性的糖尿病,患者人数不多,但种类多,共 8 个类型 10 种疾病。

小贴士 2

2-1　什么是胰岛素抵抗

胰岛素抵抗是指体内周围组织对胰岛素的敏感性降低,组织对胰岛素不敏感,肌肉与脂肪等组织对胰岛素促进葡萄糖摄取的作用发生了抵抗。

正常状态下,胰岛素能激活肌肉、肝脏、脂肪组织中的胰岛素信号通路,从而实现降低血糖的功能。在 2 型糖尿病病人中,自身虽然也能产生足够量胰岛素,但机体细胞却无法对它做出反应,因此导致糖代谢障碍,即胰岛素抵抗。在经济条件允许随心所欲挑选食物的时候,尤其是所吃的食物越来越精细,高糖高热量食物越来越多,超重和肥胖也越来越多,而肥胖本身就会造成胰岛素的作用减退,因此,胖人较易得糖尿病。胰岛素抵抗还可能随着年龄增加、缺少体育活动和不良生活方式而加剧。

2-2　2型糖尿病的罪魁祸首——胰岛素抵抗

早在你被诊断为 2 型糖尿病的前 15～20 年里,一个幕后黑手——胰岛素抵抗就开始在你的身体内悄然行动了。

当体内出现胰岛素抵抗时,肌肉与脂肪等组织对葡萄糖的摄取与利用发生了障碍,血液中的葡萄糖无法正常进入机体组织细胞。早期机体还可以通过增加胰岛素分泌量来弥补胰岛素效应的不足,但当升高的胰岛素水平无法克服胰岛素抵抗而发挥正常的降糖作用时,血糖随之上升,导致糖尿病。随着病情的发展,胰岛细胞的功能

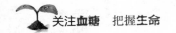
也逐渐减退,直至衰竭。生活中,约90%以上的2型糖尿病是由胰岛素抵抗所引起,并贯穿整个病程。

2-3 糖尿病不仅仅是血糖高:四大恶果同根生

枝繁叶茂,绿树成荫,这是人们所梦寐以求的。然而,人的一生中有一棵树却栽不得,它的名字叫"代谢综合征"。

在它的枝头上结着4大恶果,可危及人的生命:

◎高体重(包括超重和肥胖,尤以腹型肥胖为主)

◎高血糖

◎高血压

◎血脂紊乱(高甘油三酯、高胆固醇、高密度脂蛋白降低、低密度脂蛋白升高)

寻根究底,胰岛素抵抗正是这棵树的根和主干。原来,胰岛素抵抗在触发血糖升高的同时,还能引起高血压、血脂紊乱、肥胖等代谢异常。

第三节 哪些人易患糖尿病

一、糖尿病高危人群的定义

1. 有糖调节受损史;

2. 年龄≥45岁;

3. 超重、肥胖(BMI≥24 千克/米^2),男性腰围≥90 厘米,女性腰围≥85 厘米;

4. 2型糖尿病患者的一级亲属；

5. 高危种族；

6. 有巨大儿（出生体重≥4千克）生产史，妊娠糖尿病史；

7. 高血压（血压≥140/90毫米汞柱），或正在接受降压治疗；

8. 血脂异常（HDL-C≤0.91毫摩尔/升及TG≥2.22毫摩尔/升），或正在接受降脂治疗；

9. 心脑血管疾病患者；

10. 有一过性糖皮质激素诱发糖尿病病史者；

11. BMI≥28千克/米^{2}的多囊卵巢综合征患者；

12. 严重精神病和（或）长期接受抗抑郁症药物治疗的患者；

13. 静坐生活方式。

注：BMI（体重指数，千克/米^2）＝体重/身高^2

腰围：肋骨下缘与髂嵴连线中点的腹部周径。

二、糖尿病发病的危险因素

肥胖病：体力活动减少及进食量增多而致肥胖病，是指体内脂肪总含量及（或）局部脂肪含量过多。过剩的能量以脂肪的形式积存于体内，这是一个缓慢积累的过程。每天多储存仅1%的能量，就能在1年内积累10000大卡的热量，会使体脂肪量增加1千克以上。如果脂肪主要在腹部积蓄过多，被称为中心性肥胖，是2型糖尿病患者中最常见的危险因素。

肥胖症患者常发生胰岛素抵抗现象和空腹胰岛素水平较高，因此影响到葡萄糖的转运、利用和蛋白质合成。中心型脂肪分布比全身型脂肪分布的人患糖尿病的危险性更大；肥胖持续时间越长，发生2型糖尿病的危险性越大。儿童青少年时期开始肥胖、18岁后体重持续增加和腹部脂肪堆积者患2型糖尿病的危险性更大。

腰围超标、血清甘油三酯和低密度脂蛋白胆固醇升高、高密度脂蛋白胆固醇降低、血压升高和空腹血糖异常高等被称为"代谢综合征"，有很强的致动脉粥样硬化的作用。代谢综合征与胰岛素抵抗密切相

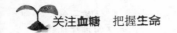

关,肥胖、腰围超标和缺少体力活动是造成胰岛素抵抗的重要因素。

在条件允许时,可针对高危人群进行血糖筛查。筛查方法推荐OGTT(空腹血糖和糖负荷后 2 小时血糖)。如果筛查结果正常,3 年后应重复检查。

第四节　糖尿病的临床表现

一、糖尿病的典型症状

典型症状可概括为"三多一少"(图 1-4)。

多尿:每天排尿量可达 2 升,甚至高达 10 升。严重的糖尿病患者

多尿　　多饮　　多食　　体重下降

图 1-4 "三多一少"

一天由尿中排除葡萄糖 500 克以上。排尿次数也增多,一两个小时就可能小便一次。血糖越高,排出的尿糖越多,尿量也越多。

多饮:由于多尿,水分丢失过多,出现烦渴多饮。排尿越多,饮水也越多,成正比例关系。

多食:葡萄糖是人体内能量的主要来源。由于大量排糖,人体处于半饥饿状态,缺乏能量,需要补充,引起食欲增加,产生饥饿感,导致患者食量增加,总有吃不饱的感觉。

消瘦:因绝对或相对缺乏胰岛素,不能充分利用葡萄糖,身体就需要用蛋白质和脂肪来补充能量,使体内蛋白质及脂肪消耗增多,加上因多尿失去大量的水分和尿糖,病人体重减轻,消瘦乏力。1 型糖

尿病患者多为青少年,一般体型消瘦,久病者影响发育而身材矮小;2型糖尿病发病前一般为肥胖型,发病后虽仍较胖,但与病前相比体重已有所减轻。

二、糖尿病的不典型症状

目前许多2型糖尿病患者并无典型或明显的"三多一少"症状,而以肥胖居多。在发病早期可无任何症状(又被称为"隐形杀手"),有的患者空腹血糖正常,但餐后有高血糖及尿糖;有的患者仅有轻度的症状,并错误地认为体重下降是工作太忙,多食被认为是食欲好,多饮、多尿是自己的习惯而不认为是疾病;这些患者往往在一段时间或若干年后,因为视力减退、牙周炎、皮肤感染、足部溃疡或心血管病到医院进行检查时,才发现有高血糖,进而确诊为糖尿病。这时候,并发症损害往往已经存在。所以要定期体检,早期发现糖尿病,及时控制饮食,阻止或延缓并发症的发生。

三、糖尿病并发症的症状

除了以上典型症状外,很多患者还会出现以下并发症的症状(图1-5):

◎ 经常感觉疲乏无力,容易发生感染,感染后不易恢复;

瘙痒　皮肤干燥　饥饿　视物不清　疲倦

◎ 溃疡、伤口不易愈合;

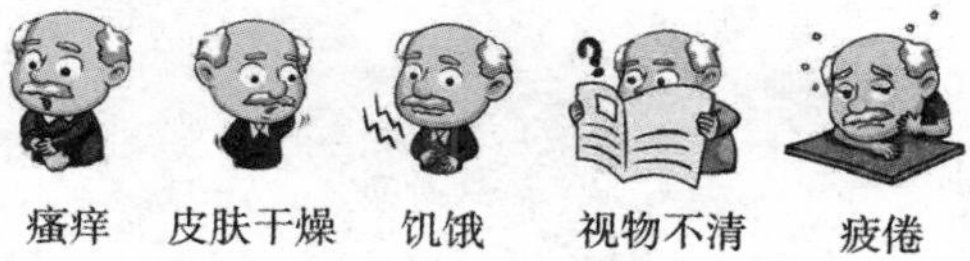

图1-5 并发症的症状

◎ 皮肤干燥、瘙痒;

◎ 四肢皮肤感觉异常(发麻、针刺样感觉、蚁走感);

◎ 就餐前感到心慌、手抖;

◎ 视物模糊不清(由于高血糖致眼晶状体渗透压改变影响屈光度而出现);

◎ 性功能障碍。

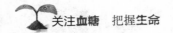

"没什么不舒服可以不治疗"的想法是错误的

糖尿病的起病特点是"秋后算账",刚开始多数人虽然血糖很高,但没什么不适的感觉,所以不觉严重,等自我感觉不好时,就有并发症出现,后果严重时,治疗就不容易了。糖尿病的治疗特点是有效性短期内不明显,也是病友不愿长期坚持正规治疗的原因之一。糖尿病的合并症多、起病缓慢、后果严重。因为无症状而怀疑自己是否是得了糖尿病或对糖尿病不重视,那是极其危险的,往往等到意识到危险性时,后悔就已经来不及了。希望广大病友能引起足够的重视,抓住最佳治疗时机。

第五节 如何诊断糖尿病

一、糖尿病的诊断标准

通常来说,检测到的空腹血浆葡萄糖≥7.0毫摩尔/升或口服葡萄糖耐量试验(OGTT)2小时或随机血浆葡萄糖≥11.1毫摩尔/升,且有"三多一少"症状,就能判断你得了糖尿病。

临床上对于血糖高于正常范围,但未达到糖尿病诊断标准者,要进行口服葡萄糖耐量试验,以排除或确诊糖尿病。

二、正常血糖(NGR)

根据世界卫生组织（WHO）的 1999 年标准：空腹血糖（FBG）＜6.1毫摩尔/升，口服葡萄糖耐量试验 2 小时血糖＜7.8毫摩尔/升为正常血糖（NGR）。

三、空腹血糖受损(IFG)

6.1毫摩尔/升≤空腹血糖＜7.0毫摩尔/升，且口服葡萄糖耐量试验 2 小时血糖＜7.8毫摩尔/升，为空腹血糖受损（IFG）。

四、糖耐量减低(IGT)

空腹血糖＜7.0毫摩尔/升，7.8毫摩尔/升≤口服葡萄糖耐量试验 2 小时血糖＜11.1毫摩尔/升，为糖耐量减低（IGT）。

五、糖调节受损(IGR)

IFG 和 IGT 统称为糖调节受损（IGR，即糖尿病前期）。

以上异常情况在无应激且无"三多一少"症状的情况下，须在另一天中重复测定上述指标中任一项，如仍属异常，才可确诊。

注：

1. 空腹状态指至少 8 小时内没有进食热量。

2. 随机血糖（RBS）指不考虑上次用餐时间，一天中任意时间的血糖，不能用于诊断 IFG 或 IGT。

小贴士 4

4-1 糖尿病诊断应依据静脉血浆血糖

糖尿病诊断应依据静脉血浆血糖，而不是毛细血管的血糖检测结果。因此诊断中"血糖值"均为静脉血浆葡萄糖值。

4-2　空腹血糖受损和糖耐量减低均被认为是糖尿病前期

空腹血糖受损和糖耐量减低,两者均被认为是糖尿病前期,即血糖水平高于正常值,但还不能诊断为糖尿病,是任何类型糖尿病均可能经过的由正常人发展至糖尿病者的移行阶段。此期的血糖水平及所伴其他代谢异常已使组织器官发生损伤,尤其是动脉粥样硬化性心血管病变。

这种情况下应采取以前未采取的行动,如饮食控制和改变生活方式,包括戒烟限酒、心理平衡,适度的体重减轻(体重减轻5%～10%)和规律的体力活动(每天不少于30分钟的中等强度的体力活动)。饮食控制包括减少精制碳水化合物的摄取,食用含膳食纤维高的主食及食品,低脂肪饮食等,以降低发生糖尿病的危险。此时期的治疗意义非常重大。

4-3　应激情况下可出现暂时性血糖增高

就临床诊断而言,急性感染、创伤或其他应激情况下可出现暂时性血糖增高,若无明确的高血糖病史,就不能以此时的血糖值诊断为糖尿病,须在应激消除后复查并确定糖代谢状况。

4-4　口服葡萄糖耐量试验(OGTT)方法

1. 晨7～9时开始,受试者空腹(8～10小时)后口服溶于300毫升水内的无水葡萄糖75克,如用1分子水葡萄糖则为82.5克。儿童则予每千克体重1.75克,总量不超过75克。糖水在5分钟内服完。

2. 从服糖第一口开始计时,于服糖前和服糖后2小时分别在前臂采血检测血糖。

3. 试验过程中,受试者不喝茶及咖啡,不吸烟,不做剧烈运动,但也无须绝对卧床。

4. 血标本应尽早送检。

5. 试验前3天内,每日碳水化合物摄入量不少于150克。

6. 试验前停用可能影响 OGTT 的药物(如避孕药、利尿剂或苯妥英钠等)3～7 天。

注：避孕药、利尿剂或苯妥英钠可减低糖耐量,造成假阳性反应,导致误诊为糖耐量减低或糖尿病。

第六节
你知道你属于哪一类型糖尿病吗

目前,糖尿病可分为四大类(WHO,1999)。

一、1 型糖尿病

主要是体内胰岛 β 细胞被破坏导致胰岛素绝对缺乏所引起的糖尿病。治疗时需要注射胰岛素。此型糖尿病多见于青少年和儿童,占糖尿病的比例小于 5%。

二、2 型糖尿病

主要是胰岛素分泌不足和/或胰岛素抵抗所引起的糖尿病。此型糖尿病多见于成人和老人。近来儿童和青少年发生 2 型糖尿病的概率正在不断增加,尤其在高发族群中的发病率,已成为社会关注的问题。

2 型糖尿病是糖尿病人群的主体,占糖尿病人群的 90%～95%。

三、妊娠糖尿病

在妊娠期间首次发生或发现的糖耐量减低或糖尿病。

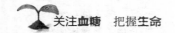
四、其他特殊类型糖尿病

已知道明确原因(如基因异常、疾病、药物等)的糖尿病。此类型患者人数不多,但种类多,共 8 个类型 10 种疾病。

小贴士 5

胰岛 β 细胞功能检查

核医学科的"胰岛 β 细胞功能检查"可帮你了解你的胰岛 β 细胞分泌胰岛素的能力,不仅可以让你知道你属于哪一类型的糖尿病,还可指导你的治疗,估计你的预后。

胰岛 β 细胞功能检查包括胰岛素释放试验和 C 肽释放试验。

正常人空腹基础血浆胰岛素约为 35～145 皮摩尔/升。

口服 75 克无水葡萄糖(或 100 克标准面粉制作的馒头)后,血浆胰岛素在 30～60 分钟上升至高峰,峰值为基础值的 5～10 倍,3～4 小时恢复到基础水平。

本试验反映基础和葡萄糖介导的胰岛素释放功能。胰岛素测定受血清中胰岛素抗体和外源性胰岛素干扰。

而 C 肽释放试验不受血清中胰岛素抗体和外源性胰岛素干扰,在进行胰岛素治疗的患者可做此试验。正常人空腹基础血浆 C 肽不小于 400 皮摩尔/升,峰值为基础值的 5～6 倍。

第二章

如何控制好糖尿病
RUHE KONGZHI HAO TANGNIAOBING

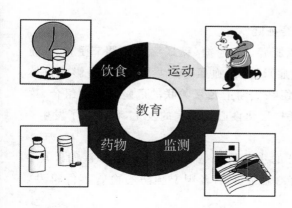

饮食　运动
教育
药物　监测

第一节 如何治疗糖尿病——从病因着手

一、治病需治本

糖尿病不仅仅是孤立的一个血糖高的问题，而大多数糖尿病患者是合并了多种代谢异常，即代谢综合征患者。

代谢综合征至少包括"八高"：高体重（超重或者肥胖）、高血糖（糖调节受损或者糖尿病）、高血压、高血脂（血脂紊乱）、高血黏稠度、高尿酸血症、高脂肪肝发病率和高胰岛素血症。其中，胰岛素抵抗所致的高胰岛素血症是真正的"祸根"。这"八高"互相关联、共同作用，最终导致糖尿病。

糖尿病只是"代谢综合征"这棵大树上的一个果子，单纯地降血糖，就如同砍树枝，治标不治本。只有解决了胰岛素抵抗，方能斩草除根。这样，树上的其他"恶果"，也就被"一网打尽"，不会再危害你的性命了。

那么，什么是代谢综合征呢？

代谢综合征是一组以肥胖、高血糖（糖尿病或糖调节受损）、血脂异常（指高甘油三酯血症）以及高血压等聚集发病，严重影响机体健康的临床症候群，是一组在代谢上相互关联的危险因素的组合，这些因素直接促进了动脉粥样硬化性心脏疾病的发生，也增加了发生 2 型糖尿病的风险。

目前防治代谢综合征的主要目标是预防临床心血管疾病以及 2 型糖尿病的发生，对已有心血管疾病者则要预防心血管事件再发。

原则上应先启动生活方式治疗,然后是针对各种危险因素的药物治疗。

二、消除胰岛素的抵抗,让自身胰岛素发挥作用

通过饮食控制和运动治疗减轻体重以减轻胰岛素抵抗,增加胰岛素的敏感性(必要时可遵医嘱口服胰岛素增敏剂),这样还可以改善 β 细胞产生胰岛素的功能,使自身的胰岛素得以"复活",并充分发挥作用,使人体可长久享用自身分泌的胰岛素。

第二节　全面出击　治疗糖尿病
——"五驾马车"综合管理

糖尿病与高血压、血脂紊乱和肥胖等多种疾病同在一棵树上,且紧密相连,因此,单纯强调血糖控制是远远不够的,必须全面出击治疗糖尿病,糖尿病教育、饮食治疗、运动治疗、药物治疗、血糖监测"五驾马车"并驾齐驱(图 2-1),综合管理,逐步提高糖尿病患者的自我管理能力。

图 2-1　"五驾马车"综合管理

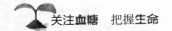

一、糖尿病治疗要达到的目的

◎ 提高胰岛素的敏感性
◎ 保护胰岛 β 细胞的功能
◎ 稳定地控制血糖
◎ 减少大血管及微血管的并发症

二、糖尿病治疗的策略

◎ 全面出击多管齐下
◎ 严格控制血糖
◎ 严格控制血压
◎ 纠正血脂紊乱
◎ 抗血小板聚集
◎ 减肥
◎ 改善胰岛素抵抗
◎ 预防并发症

三、如何治疗糖尿病：漫漫路，"五驾马车"伴你行

◎ 糖尿病教育——前奏曲
古人云：知己知彼，百战不殆。
◎ 平衡饮食控制——达标的基础
控热量、求平衡、宜多样、个体化。
◎ 适当运动——达标的重要环节
以步代车，循序渐进。
◎ 合理的药物治疗——达标的关键
宜尽早、多联合、应持久、最忌停。
◎ 自我管理与监测——主动出击
变被动为主动，有的放矢。

第三节　糖尿病教育
——"五驾马车"综合管理之核心

糖尿病教育是糖尿病防治的核心(图2-2),积极的糖尿病教育可帮助你获得正确的糖尿病知识,转变不良的生活方式,提高自我管理糖尿病的能力,包括学会科学饮食与运动、正确监测血糖、规范注射胰岛素等。早诊断、早治疗、早达标、早获益,避免患者因无知而受到无谓的伤害。

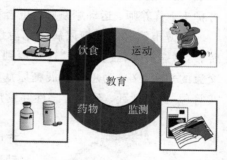

图2-2　糖尿病教育是核心

IDF、ADA和CDS均在指南中要求对糖尿病患者进行糖尿病教育管理。

糖尿病治疗的近期目标是控制糖尿病症状,防止出现急性代谢并发症,远期目标是通过良好的代谢控制达到预防慢性并发症,提高糖尿病患者的生活质量。

预防并发症可帮助你减轻痛苦,少受并发症的威胁,减轻经济负担,享受幸福生活,因此预防并发症是糖尿病综合管理的终极目标,必须做好,责无旁贷。

目前我国糖尿病治疗达标率仅达39.7%,有调查研究发现达标者多是接受过良好糖尿病健康教育的患者,因此糖尿病健康教育尤为重要,我们建立了较完善的糖尿病教育管理体系,为患者提供生活方式干预、药物治疗的个体化指导和系统化的管理。

　　每位糖尿病患者一经诊断就应该接受糖尿病教育,可以是糖尿病教育课或个体化的饮食和运动指导,后者的针对性更强。这样的教育和指导是长期的和随时随地进行的,特别是当血糖控制较差需要调整治疗方案或因出现并发症需要进行胰岛素治疗时,具体的教育和指导是必不可少的。

　　淄博市第一医院糖尿病强化治疗中心对糖尿病教育采用团队式管理,糖尿病管理团队的主要成员包括:内分泌专业医师、糖尿病教育护士、营养师、运动康复师、患者及家属(图2-3)。

　　淄博市第一医院糖尿病强化治疗中心始终坚持"助人自助,教以传教,播撒关怀,收获健康"这一原则,为广大糖尿病患者提供学习和交流的平台,义务为患者开展糖尿病教育工作,使糖尿病患者学会自我管理,避免致死、致残等恶性并发症的发生。

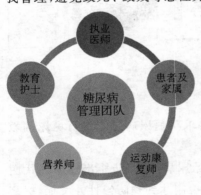

图2-3　糖尿病管理团队的组成

淄博市第一医院糖尿病强化治疗中心开展的"周末医殿园"医患互动活动,每周五下午三点准时在糖尿病健康教育宣教室进行,风雨无阻。由专业的医护人员轮流为广大糖尿病患者进行糖尿病知识讲座、医患互动、患患互动,答疑解惑,并免费发放关于糖尿病健康教育知识的精美手册。现已开放十年余,每次听课者都较多。糖尿病患者调查问卷显示此活动深受欢迎。近年已发展为每周一至周五下午三点均有教育活动安排,将一个单纯的周末健康教育讲座发展至以涵盖糖尿病及其并发症防治为核心,饮食运动及健康教育、胰岛素注射、血糖监测为主体的大型糖尿病教育平台。教育形式更是多样,如大讲堂、小讲堂、小组教育(示教与反示教)、座谈会、明星糖友现身说、你问我来答等等。

"一站式"、"一对一"健康教育从患者入院当天起,有主管医生、责任护士对患者进行评估("知识篇"与"意愿和行为篇")并全面负责进行糖尿病相关知识教育,并教授各种胰岛素笔和血糖仪的使用方法。出院时进行知识掌握情况评估及胰岛素注射和测血糖实践。医生为患者填写温馨提示卡,交代注意事项,并发放连心卡,开通24小时电话咨询热线,确保所有患者都能进行咨询和得到及时的正确指导,同时也为基层医护人员提供了指导和服务。定期对出院患者的电话回访,进一步把爱心和温馨贯穿到每一个环节,使其形成一个流畅的圆。

"看图对话"是内分泌科在山东省实行最早的一种健康教育形式,是将糖尿病友从最初的发病到治疗到缓解甚至治愈,用一张图画的形式表现出来,内容浅显易懂,融知识与趣味为一体,患者非常容易接受。

2011年糖尿病病友"甜蜜之行"俱乐部成立,每季度举行一次活动(图2-4),为广大糖尿病友定期交流提供了平台,为糖尿病病友的

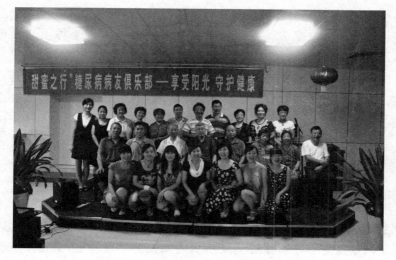

图2-4 "甜蜜之行"俱乐部活动留念

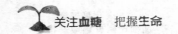
长期治疗给予了强有力的支持。

糖尿病专科护士门诊于 2011 年 11 月 1 日开诊,有两名专科护士轮流坐诊,负责初诊和复诊糖尿病患者的健康教育和并发症的筛查,同时为糖友量身定做饮食处方和运动处方,并指导患者写糖尿病日记,包括饮食、运动、药物、监测等方面,督促定期复诊和写好糖尿病日记,通过系统化管理,逐步提高患者的自我管理能力。

创建了"爱心厨房",让糖友学会科学饮食,并将爱心厨房带回家。

设立了糖尿病营养食堂,由专业的高级营养师为患者配餐、烹调,并送饭至患者床边,征求患者意见,保证了食谱适合每个患者的需求,并让患者对糖尿病饮食治疗这一基础治疗的认识更加生动、直观,便于出院后的长期坚持。

建立电子病案管理系统,为病人建立电子档案,由专人管理,准确记录每次住院、门诊及复诊信息,让所有来就诊的糖尿病患者享受更优质、更专业的追踪和随访服务。

创立了淄博市糖尿病强化治疗中心教育网站(网址:www.zbtnb.com),设有医护人员动态、在线咨询、糖尿病论坛、医患互动等栏目,为糖尿病患者提供糖尿病教育知识和诊疗新技术新动向。

开展了居家服务。为博山区孤寡老人及残疾人士提供居家服务,为他们答疑解惑,提供爱心帮助。

每年的 11 月 14 日联合国糖尿病日,内分泌科医护人员冒着严寒,走向街头,走进社区与糖尿病病友零距离交流,为糖尿病病友送去冬日的温暖。十年如一日,义务为之,从不间断。

附:　　　　**糖尿病自我管理状况评估(知识篇)**

你好!

糖尿病自我管理评估将分成"糖尿病知识了解状况评估"和"遵从意愿与行为评估"两个部分。知识的了解是疾病预防的第一步。以下问题是为了评估你对糖尿病相关知识的了解程度,从而更有针对性地帮助你尽可能多地了解糖尿病的相关知识,更好地进行糖尿病自我管理！

请你客观、真实地回答如下问题，了解你自己的真实情况，以便我们为你提供更多的知识辅导和相关服务。谢谢！

请用 7 分的标准来表示你对如下糖尿病自我管理知识的了解程度，0 分表示完全不了解，7 分表示完全了解。0～7 分之间分数越高，表示了解的程度越高。

	完全不了解──→完全了解
1. 我知道自己适合吃什么，吃多少，什么时候吃；也知道"食物交换份"的计算方法，会换算不同种类的食物。	0　1　2　3　4　5　6　7
2. 我知道控制体重对于血糖控制很重要。对应我的身高，我知道我的合适体重范围。	0　1　2　3　4　5　6　7
3. 我知道运动对血糖水平的影响（包括好的方面和可能不利的方面）。	0　1　2　3　4　5　6　7
4. 我知道哪些运动方式适合我，也知道如何判断我的运动量是否合适。	0　1　2　3　4　5　6　7
5. 如果用胰岛素治疗，我知道胰岛素每日应当注射的剂量、次数和注射时间。	0　1　2　3　4　5　6　7
6. 如果遇到吃饭时间/饭量变化、喝酒、运动量变化等特殊情况，我知道是否需要调整胰岛素的用量、怎么调整。	0　1　2　3　4　5　6　7
7. 根据我的情况，我知道自己每周应该测几次血糖，什么时间测血糖。	0　1　2　3　4　5　6　7
8. 我能很快觉察出低血糖的症状，并且知道应该怎么缓解低血糖。	0　1　2　3　4　5　6　7
9. 我明确知道糖尿病有哪些危害。	0　1　2　3　4　5　6　7
10. 我明确知道长期坚持控制血糖，能带来哪些好处。	0　1　2　3　4　5　6　7
11. 我知道糖尿病治疗，哪些项目需要定期检查、多久检查一次以及治疗的目标值范围等。	0　1　2　3　4　5　6　7

糖尿病自我管理状况评估(意愿和行为篇)

你好!

当你了解了糖尿病的相关知识后,还需遵从这些注意事项,养成良好的生活习惯。糖友要主动地学会做自己的"家庭医生",加强自我保健,对糖尿病的控制和达标更加有效。

下面这些问题是为了辅助你评估自己的糖尿病自我管理的意愿及实际遵从状况,请你根据自己的真实情况进行客观的回答。我们将根据你的情况,帮助你做合理的规划,使你能充满自信地控制好血糖。

请用 7 分的标准来表示你对如下糖尿病自我管理状况的遵从程度,0 分表示完全做不到,7 分表示完全能做到。0～7 分之间分数越高,表示遵从的程度越高。

	完全不了解——→完全了解
1. 我会选择不同种类的食物,来合理搭配日常的饮食,我的营养和热量摄入都是合理的。	0 1 2 3 4 5 6 7
2. 在特殊情况(如外出、聚会或节日等),我也能做到定时进餐,选择健康的食物,避免不好的饮食习惯。	0 1 2 3 4 5 6 7
3. 我知道我的适合体重,而且有信心将我的体重控制在适合的范围内。	0 1 2 3 4 5 6 7
4. 我有运动的习惯,并且坚持锻炼。	0 1 2 3 4 5 6 7
5. 根据我的年龄、身体状况等,我目前选择的运动,既有利于我的血糖控制,也不会让自己不舒服。	0 1 2 3 4 5 6 7
6. 无论在什么情况下(例如旅游、聚会、身体不适等),我都能严格按医嘱用药,不会随意改变。	0 1 2 3 4 5 6 7
7. 我会坚持记录我的用药时间、次数与剂量等,以便更好地进行自我管理。	0 1 2 3 4 5 6 7
8. 我会使用血糖仪,在家就能为自己测血糖,并会记录下每次监测的血糖值。	0 1 2 3 4 5 6 7

	完全不了解——→完全了解
9. 我非常注意预防低血糖的发生，并且有能力自行缓解；或者我会采取一些措施，以便在危急时能提示周围的人为我提供帮助。	0 1 2 3 4 5 6 7
10. 我定期到医院的相关科室进行糖尿病并发症的检查（包括糖化血红蛋白、血压、血脂、眼底、足部、尿白蛋白等），以便及时发现每一个变化。	0 1 2 3 4 5 6 7

第四节　糖尿病的医学营养治疗
——控制热量、合理饮食

一、糖尿病人的营养治疗原则

◎ 定时定量，少食多餐。每天进餐的时间和进餐量应该保持一致。如果注射胰岛素或口服降糖药者，避免出现低血糖，应注意夜间加餐。

◎ 多吃含纤维丰富的食物，包括各种新鲜水果、蔬菜、豆类以及谷物。这些都是低脂肪食物，并含有微量元素和矿物质。

◎ 少吃高脂肪食物，从高脂肪食物摄入的热量应少于总热量的30％。可选择瘦肉和低脂肪奶制品。

◎ 不要过多摄入蛋白质，摄入过多的蛋白质会损害肾脏。一天吃的肉不超过170克。这同时也可以帮助限制胆固醇的摄入。植物蛋白与动物蛋白之比为2∶1为宜，如有肾功能损害（尿微量白蛋白＞

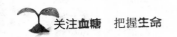

30 毫克/24 小时），要限制植物蛋白质的摄入。医院内分泌科的"尿微量白蛋白测定"可帮助你了解肾脏功能。

◎ 避免吃甜食，由于糖果、饼干等甜食营养价值低，影响血糖明显，应加以节制，减少它们在碳水化合物中的比例。

◎ 少吃快餐，减少反式脂肪酸的摄入，如汉堡包、油炸食品及某些膨化食品等。

◎ 减少盐的摄入，糖尿病患者盐摄入量＜5 克／日，合并高血压和肾病者更要严格控制钠盐的摄入。

◎ 多饮水，多尿并非仅多饮引起，不要怕多尿而有意控制饮水。水是人赖以维持基本生命的必需物质，人对水的需求仅次于氧气。水不但能够稀释过高的血糖，还有助体内生化系统的正常运转。饮水少时，易因体内缺水而导致其他疾病，如缺水性头痛等，应和正常人一样保证每天至少喝 1200 毫升水。只有合并慢性肾功能衰竭或心功能不全时，才应根据医生的医嘱适量限制饮水。

◎ 烹调得法：肉类尽量选择瘦肉、去皮鸡肉、鱼等；避免用大量糖调味；避免用大量调味料和油；可用不粘锅炒菜以减少用油的份量，烹调方法以蒸、煮、涮、焖为主，少用油煎炸。

◎ 适量饮酒。

◎ 坚决戒烟，不要再让健康在燃烧中消失。

二、饮食治疗的目标

◎ 达到并维持理想的血糖水平。

◎ 减少心血管疾病的危险因素，包括控制血脂异常和高血压。

◎ 提供均衡营养的膳食。

◎ 减轻胰岛 β 细胞负荷。

◎ 维持合理体重：超重/肥胖患者减少体重的目标是在 3～6 个月减轻 5％～10％的体重。消瘦患者应在通过均衡的营养计划恢复并长期维持理想体重。

三、营养素摄入比例合适

中国居民膳食平衡宝塔如图 2-5 所示。

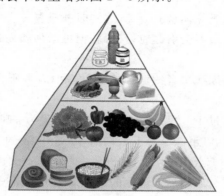

图 2-5　中国居民膳食平衡宝塔

(一)碳水化合物

◎膳食中碳水化合物所提供的能量应占总能量的 50％～60％。

◎低血糖指数食物有利于血糖控制,如豆类及豆制品、牛奶及奶制品、玉米、大部分水果等。

◎蔗糖引起的血糖升高幅度与同等数量的淀粉类似,不应超过总热量的 10％,但蔗糖分解后生成的果糖易致甘油三酯合成使体脂积聚。

◎糖尿病患者适量摄入糖醇和非营养性甜味剂是安全的。

◎每日定时进三餐,碳水化合物均匀分配。

(二)脂肪

◎膳食中由脂肪提供的能量不超过饮食总能量的 30％。

◎饱和脂肪酸的摄入量不应超过饮食总能量的 10％,不宜摄入反式脂肪酸。

◎食物中胆固醇每天摄入量＜300 毫克。

(三)蛋白质

◎肾功能正常的糖尿病个体,推荐蛋白质的摄入量占总能量的 10％～15％。

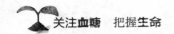

◎有显性蛋白尿的患者蛋白质摄入量宜控制在每日每千克体重0.8克。

◎如果出现肾小球滤过率下降,就要开始低蛋白饮食,推荐蛋白质摄入量每日每千克体重0.6克,并同时补充复方α-酮酸制剂。

◎摄入蛋白质不会引起血糖升高,但可增加胰岛素的分泌反应。

(四)饮酒

◎不推荐糖尿病患者饮酒。饮酒时需把酒中所含的热量计算入总能量范围内。

◎每日不超过1~2份标准量(一份标准量为:啤酒285毫升,清淡啤酒375毫升,红酒100毫升或白酒30毫升,各约含酒精10克。1克酒精可产生7千卡热量)。

◎使用磺脲类或胰岛素治疗的患者饮酒可能出现低血糖。

(五)膳食纤维

◎豆类、富含纤维的谷物类(每份食物≥5克纤维)、水果、蔬菜和全麦食物均为膳食纤维的良好来源。

◎有队列研究结果显示,谷物纤维与2型糖尿病的发生率降低相关,但水果、蔬菜来源的膳食纤维无此作用。

◎不过,总的来说,提高纤维摄入量对健康是有益的,建议糖尿病患者首先达到为普通人群推荐的膳食纤维每日摄入量,即14克/1000千卡。

小贴士 6

什么是膳食纤维?

膳食纤维是植物性食物中无法被人体消化吸收的碳水化合物,对人体有重要的生理作用,对维持人体健康必不可少,包括纤维素、半纤维素、果胶、木质素、菊粉等。来源于植物性食物,如谷类和蔬菜水果。膳食纤维具有预防便秘、促进肠道健康的作用。

（六）盐

◎ 食盐摄入量限制在每天 6 克以内，高血压患者更应严格限制摄入量。

◎ 限制摄入含盐高的食物，例如味精、酱油、加工食品、调味酱等。

小贴士 7

7-1　过量摄入钠盐的危害

钠元素是人体内不可缺少的一种化学元素，适量的钠盐摄入对人体是有益的，但是过量摄入钠盐后，会引起水分在人体内滞留，同时促使体内血容量相对增加，钠在体内积蓄还可使动脉壁增厚，引起动脉管径变小，导致心脏将血液注入血管的阻力变大，也可使血管的舒缩性发生改变，从而引发高血压。

高血压病人的全身小动脉处于痉挛状态，反复、长期的小动脉痉挛状态和血压升高时小动脉内膜因为压力负荷、缺血、缺氧出现玻璃样病变，随着病程的发展，病变涉及小动脉中层，最后会导致管壁增厚、硬化、管腔变窄，呈现不可逆的病变。高血压促进小动脉病变，而小动脉病变后管腔狭窄又加重了高血压。

7-2　世界卫生组织推荐食盐的摄入量

世界卫生组织推荐健康人每日食盐量不宜超过 6 克，糖尿病非高血压患者不超过 5 克，高血压患者不超过 3 克，糖尿病高血压患者不超过 2 克。

7-3　应注意食物中的含钠量

例如某些腌、熏食品（如咸肉、咸鱼、咸菜、酱菜等）以及豆豉和味精等钠含量高的食物应少吃。加工食品也含有很多的钠，如火腿肠、方便面、土豆片和膨化食品等，应少吃。习惯吃过咸味食物者，可

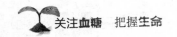

在烹调菜肴时放少许醋,帮助减少食盐的用量。常用食物中钠的含量见表2-1。

表2-1　常用食物中钠的含量(毫克/100克)

食物名称	钠含量	食物名称	钠含量	食物名称	钠含量
油饼	572.5	茼蒿	161.3	雪里蕻	3304.2
油条	585.2	茴香菜	187	冬菜	7228
方便面	1144	芹菜(茎)	159	紫菜	710.5
豆腐干	76.5	芹菜(叶)	276	蘑菇(干)	23.3
油菜薹	83.2	金针菜	59.2	红枣(干)	8.3
豆瓣酱(辣)	2201.5	榨菜	4252.6	松花蛋	54
黄酱(干)	3606.1	辣椒(干)	110	墨鱼	165
甜面酱	2097.2	酱油(一级)	4861.1	虾米(大、咸)	4892
酱油(二级)	4056	芝麻酱	410	团粉	13.3
鸡蛋	125.7	腐乳(红)	3019.3	腐乳(桂林)	3000
白菜(白梗)	89.3	菠菜(赤根菜)	85.2		

四、养成良好的饮食习惯

(一)少吃多动　控制体重

每餐八分饱,晚餐饮食要清淡易于消化。少荤多素,不暴饮暴食。不宜饥一顿饱一顿,不经常在外就餐。多吃就要多运动,运动不多就不要多吃,要维持体重正常。观察自己的体重及腰围,如果一段时间内体重及腰围继续增加,说明还是吃得太多,饭量还可以适当减少。

小贴士 8

超重和肥胖者应限制能量摄入,减轻体重

超重和肥胖者应限制能量的摄入量,在进行饮食治疗的时候,不必苛求太快的减重速度,体重减轻每周0.5千克为宜。一般来说,在进行饮食疗法开始后 1~2 月,可减重 3~4 千克,此后可与运动疗法并用,保持每月减重 1~2 千克,这样可获得比较理想的治疗效果。通过单纯节食减体重,减少的体成分以瘦体组织为主;而通过运动减少的体成分主要是体脂肪,提倡每天中等强度的体力活动至少 30 分钟或每天快步行走 6000~10000 步。如果 1 个月后体重没有变化,则需要调整饮食和运动计划。监测体重变化,每星期称体重 1 次(用同一量度器、穿着相似的衣服,并固定时间如早餐前)。

(二)合理膳食均衡营养

每天进食适量谷类、肉类、蔬菜、豆类、水果及奶类食品,少吃脂肪、油、盐、糖类及零食。对于糖尿病患者来说,并不是越少越好,而是要做到营养全面均衡。所谓"平衡",就是要求每日应摄入谷薯类、蔬菜水果类、鱼肉蛋类、乳豆类和油脂类等五大类食物,每天都应保证摄入,不偏食哪一种,搭配合理就是平衡。糖尿病患者比正常人更需要营养全面。应做到主食粗细搭配、副食荤素搭配,天天如此,顿顿如此;不挑食,不偏食。任何一种单一的食物都不能满足人体每日所需的 40 余种营养素,而且许多食物中的营养素成分对人体的益处还尚未明了。因此,摄入种类齐全、数量充足、搭配合理的多种天然食物,才能达到维护健康、抵御疾病的目的。

小贴士 9

糖尿病患者每天主食量至少要有 200~250 克

糖尿病患者不要错误地认为不吃或少吃主食就可以更好地控制血糖,每天的主食量至少要有 200~250 克。主食的碳水化合物含量为 75% 左右,4 两主食含碳水化合物 150 克左右。

(三)定时定量

一日三餐要定时定量,进餐速度一定要慢。如果餐后血糖高,

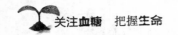
则要少量多餐,即将全天的主食合理地分配到各餐次,每餐的主食不超过 2 两,这样就可避免在进餐后血糖出现大幅度的升高,同时增加餐次也可减少低血糖的发生。尤其是晚间睡前 1 小时加餐,可有效预防夜间低血糖的发生。夜间低血糖会刺激体内产生升高血糖的激素,易发生清晨及早餐后显著高血糖,使血糖更不易控制。定时定量定餐,养成规律的进食习惯,可减轻胰岛负担,也有利于稳定病情。

小贴士 10

不能大吃大喝,也不能不吃不喝

不能大吃大喝,也不能不吃不喝,一日至少保证三餐,按早、中、晚各 1/3 或早 1/5、中、晚各 2/5 的主食量分配,并结合自己的习惯和血糖情况在两正餐之间加餐,简便方法是由正餐中匀出半两主食作为加餐。也可选用低糖蔬菜,如黄瓜或西红柿,每日 1 个作加餐。晚上睡前的加餐,除主食外,尚可配牛奶或酸牛奶半杯或豆腐干 2 块等富含蛋白质食物,以延缓葡萄糖的吸收,防止夜间出现低血糖。

(四)粗细粮搭配

主食多选粗杂粮代替精细粮,有利于控制餐后血糖,可增加饱腹感。主食最好粗细粮搭配,全天主食总量的一半为粗粮和杂粮,可选择荞麦、燕麦、大麦、玉米、玉米面、小米、黑米等粗、杂粮及其制品。

小贴士 11

11-1 土豆、红薯、芋艿、南瓜、山药类食物富含淀粉,应计入每天总摄入量内

土豆、红薯、芋艿、南瓜、山药类食物富含淀粉,应计入每天的

总能量摄入量内，叶类蔬菜富含纤维素则可多吃。多数淀粉类食物，如土豆、面包、米饭、香蕉及精加工食品对餐后血糖影响大，而全麦面包、粗粮、豆类、蔬菜等能使碳水化合物在胃肠以易消化的形式缓慢释放，那么吸收得就慢。随时间的增加，组织变得对胰岛素敏感了，血糖的升高并不以剧烈波动的形式表现出来，有益于控制餐后血糖。

11-2　增加膳食纤维的技巧

（1）选择全谷、全麦食物做早点；

（2）用部分粗粮替代精细米面，但吃粗粮也不能超出总量；

（3）每日膳食中可添加豆类食物，如红豆、绿豆等；

（4）每日必须多吃青菜，特别是青菜的叶和茎。

11-3　膳食纤维并非"多多益善"

膳食纤维并非"多多益善"，过量摄入可能造成腹胀、消化不良，也可能影响钙、铁、锌等元素的吸收，还可以降低蛋白质的消化吸收率。特别是对于老年糖尿病患者、胃肠功能减弱的患者、肠炎和肠道手术的患者、容易出现低血糖的患者等，更应注意。

（五）清淡、少油、低脂、低胆固醇

由于脂肪产热，1克产能9千卡，而等量的糖类及蛋白质产热只有4千卡。所以多吃脂肪易使人变胖，并且升高血脂，易产生心血管病。糖尿病患者应限制脂肪的摄入量。不过脂肪又是人体必要的营养素，不是越少越好。植物油种类不同，其脂肪酸构成和营养特点也不同，最好交替使用不同种类的植物油，不管你吃什么油，每天烹调用量控制在20～30克，即白瓷汤勺一平勺为10克，一天不超过3勺。改变烹调方式是减少烹调用油的最好方法。烹调食物时尽可能用很少量的烹调油的方法，如蒸、煮、炖、拌、氽、焖、水滑、熘、急火快炒等（图2-6）。用煎的方法代替炸也可减少烹调用油的量。

糖尿病患者，特别要防止摄入过多的饱和脂肪和反式脂肪酸，尽

量不用动物油,少用或者不用咸肉、香肠、腊肠和其他肉制熟食品,不宜吃多油食品或油炸食品。限制高糖、高胆固醇食物的摄入,如肥肉、动物内脏、罐头、甜点、冰激凌、巧克力、酥皮点心、油腻糕点及甜饮品、可乐等碳酸饮料。

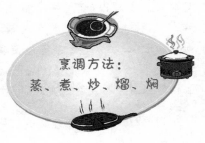

图 2-6 少油烹调方法

小贴士 12

12-1 在膳食脂肪中,饱和脂肪酸含量高的食物可使血胆固醇增高

在膳食脂肪中,饱和脂肪酸含量高的食物可使血胆固醇增高。这类食物包括高脂肪的乳制品(如奶酪、全脂牛奶、奶油、黄油和奶油冰激凌)、肥肉、肥的家禽及其皮、猪油、棕榈油、椰子油。高胆固醇含量的食物也可使血胆固醇增加。这类食物包括动物内脏(如肝脏、肾、脑

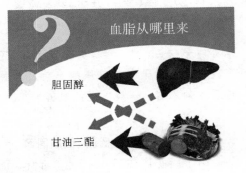

图 2-7 血脂从哪里来

等)、肥肉、蛋黄、鱼子、蟹黄、咸鸭蛋、松花蛋等等(图 2-7)。

温馨小提示:平均每天膳食中提供的胆固醇应限制在 300 毫克以下。

具体方法:烹调菜肴时,应尽量少用或不用肥肉、动物内脏、动物的脑、脊髓、肉皮及蛋黄(每个鸡蛋蛋黄含 250～300 毫克胆固醇)、贝壳类(如蚌、螺蛳等)和软体类(如鱿鱼、墨鱼、鱼子等);胆固醇高的人一周蛋黄不超过 2 个。

12-2 在膳食脂肪中,饱和脂肪酸含量高的食物可使血胆固醇增高

在膳食脂肪中,饱和脂肪酸含量高的食物可使血胆固醇增高。这些食物含有高度氢化的植物油,如很硬的人造黄油和使面点酥松的油脂。含有高反式脂肪酸的食物包括市场出售的油炸食品和烘烤食品,如蛋糕或糕点等。这类食物要尽量少吃。

12-3 不饱和脂肪(或油脂类)不增加血胆固醇

不饱和脂肪(或油脂类)不增加血胆固醇。含有不饱和脂肪酸的食物主要是植物油和大部分坚果,以及含脂肪多的鱼类,如鲑鱼。不饱和脂肪酸又分为单不饱和脂肪酸和多不饱和脂肪酸,它们都不增加血胆固醇,提供人体能量和必需脂肪酸,并且帮助脂溶性维生素A、D、E、K和类胡萝卜素的吸收。橄榄油、茶籽油和花生油类含有较高的单不饱和脂肪酸;而植物油中如大豆油、玉米油、棉籽油和大部分坚果是多不饱和脂肪酸的良好来源。一些海鱼如鲑鱼、金枪鱼和鲭鱼等含有丰富的 ω-3 脂肪酸。ω-3 脂肪酸具有降低血脂和预防血栓形成的作用,故能预防心脏病。脂肪的过多摄入不论何种脂肪酸都会使能量摄入增加,最终使体重增加。因此,要多选择全谷类食物、蔬菜和水果类作为能量摄入的大部分。

12-4 减少脂肪摄入的技巧

(1)不吃动物油,少用植物油。

(2)不用油炸、油煎法制作食物。

(3)多用煮、炖、氽、蒸、拌、卤等少油做法制作食物。

(4)做汤或砂锅炖菜时,不需再过油,可直接将肉放在锅中。

(5)用各种调味品代替油脂,既获得美味,又赢得健康。

(6)选择瘦肉,吃鸡肉、鸭肉时去除外皮。吃烤肉时将油脂滴完再食用。

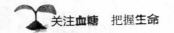

(7)尽量用低脂、脱脂奶制品。

(8)少吃奶油类食物,尽量不食用黄油或奶酪。

12-5　纠正错误认识

误区一:因为脂肪可以导致动脉硬化,所以最好不要吃含脂肪的食物!

这个观点不正确。尽管甘油三酯和胆固醇是造成动脉硬化的主要原因之一,有对身体有害的一面;但这些物质也有对人体有用的一面,它们是维持人体正常生长发育和生理功能所必需的,如:胆固醇是构成各种细胞生物膜的结构成分,甘油三酯有助于脂溶性维生素的吸收。

合理选择不同类型的脂肪很重要。许多海产品体内含有优质蛋白质和多种微量营养素。所以,可以多吃些海产品,对维护健康大有好处。

误区二:有的人说我从来不吃肉,为什么胆固醇还高或甘油三酯也高?

不吃肉血脂就不高,这个概念是不对的。我们吃的食物中的淀粉、蛋白质,如果过量了,都可以转化为脂肪。我们说的米饭、馒头等淀粉食物吃得过多了,同样会引起脂肪升高。

(六)适量蛋白质

糖尿病患者蛋白质的摄入量为每日每千克体重1克。这意味着体重60千克的糖尿病患者每日需要60克蛋白质,相当于每日进食适量主食(男性250~300克,女性200~250克)、1~2袋鲜牛奶(250~500毫升),等量的酸奶或豆浆,1个鸡蛋,150克瘦肉,100~150克豆类制品。摄入过多的蛋白质可能增加肾脏的负担,长期高蛋白质饮食容易加重糖尿病肾病。鸡、鱼、肉(猪、牛、羊)是人类蛋白质的主要来源。最好是交替进食各种瘦肉(包括鱼、海产品、去皮的鸡肉、鸭肉、瘦的猪、牛、羊肉等),每日肉类总量以100~150克为宜,同时,可用豆类替代部分肉类。每周进食三次鱼类。

小贴士 13

13-1 需要注意含蛋白质食物的质量

需要注意含蛋白质食物的质量,没有纯蛋白质的食物,肉类(猪、牛、羊)中还有 10%～15% 的脂肪。就是最瘦的肉也含有脂肪。选择肉类食物要选择最瘦的部分;奶制品要选择去脂的或低脂的牛奶或其他奶制品。鱼类及虾、蟹等水产品是营养价值较高的优质食品,易于消化吸收,是小孩和老人的最佳补品。鱼类的蛋白质含量为 15%～20%,其中必需氨基酸与畜类近似,但蛋白质消化率可达 87%～98%;且脂肪含量在 1%～3%,多数是不饱和脂肪酸,常呈液态,很容易被吸收,脂肪的消化率可达 98% 左右。蛋类营养价值较高,蛋黄中维生素和矿物质含量丰富,且种类较为齐全,所含卵磷脂具有降低血胆固醇的作用。但蛋黄中的胆固醇含量较高,不宜过多食用,正常成人每天可吃 1 个鸡蛋。血胆固醇偏高的患者,可吃 1 个鸡蛋白,每周可吃 2～3 个整鸡蛋。牛奶含有蛋白质、糖类和脂肪等多种营养成分,特别是含钙很丰富,经常饮用能够预防骨质疏松症。由于牛奶中的脂肪是饱和脂肪酸,每 100 毫升中含有 3 克脂肪,过多摄入饱和脂肪酸与心血管疾病有密切关系,因此,糖尿病患者最好选用低脂牛奶及奶制品,每天用量以 250～500 毫升为宜。黄豆蛋白也是优质蛋白质,豆浆中蛋白质含量与牛奶相当,且易于消化吸收,其饱和脂肪酸和碳水化合物含量低于牛奶,也不含胆固醇,适合于老年人心血管疾病患者饮用。但豆浆中钙和维生素 C 含量低于牛奶,锌、硒、维生素 A、维生素 B_2 含量也比牛奶低,它们在营养上各有特点,两者最好每天都饮用。

13-2 选择优质蛋白质的技巧

(1)每周吃 2～3 次鱼;

(2)去皮的鸡肉是优质蛋白的良好来源;

(3)适量选择低脂肪肉类(鱼、鸡、瘦猪肉和瘦牛羊肉),每日 100～150 克(2～3 两);

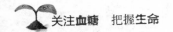

(4)每日食用 1 个鸡蛋；

(5)每日摄入适量的豆制品；

(6)每日饮鲜牛奶或酸牛奶 1～2 袋（杯）；

(7)吃少量坚果类食物,它们也是蛋白质的良好来源。

13-3 什么是优质蛋白质

蛋白质是生命的基础,约占人体重量的 18％～20％,是构成人体细胞的主要成分,是人体能量的来源之一,也是生命活动中不可缺少的酶和激素的主要成分。来源于动物性食物和大豆的蛋白质,容易被人体利用,称为优质蛋白质。

40 克大豆所含的蛋白质相当于 200 克的豆腐,100 克豆腐干,30克腐竹,700 克豆腐脑,800 克豆浆。

(七)多吃新鲜蔬菜

蔬菜是维生素、矿物质、膳食纤维和植物化学物质的重要来源,可减缓餐后血糖吸收的速度,每天应不少于 500 克。新鲜蔬菜特别是深色蔬菜和水果可提供丰富的维生素、矿物质和膳食纤维,蔬菜可适当多吃,西红柿、黄瓜可用作充饥食品;多吃些海藻类、魔芋、香菇、木耳、大蒜等食物,有降胆固醇的作用。

小贴士 14

14-1 深色蔬菜中含有的黄酮类化合物具有控制血糖餐后升高的作用

深色蔬菜中含有的黄酮类化合物具有控制血糖餐后升高的作用。因为这类化合物能够抑制肠道糖苷酶的活性,减慢多糖、双糖水解为葡萄糖的速度,从而延缓血糖上升。藻菌类食物包括蘑菇、香菇、酵母、银耳、木耳、海带、紫菜、发菜、海藻等,是对人体有益的。活菌体或藻体,味道鲜美,营养丰富,含有丰富的能量、蛋白质和碳水化合物,并含有钙、铁、碘等无机盐和丰富的 B 族维生素。冬瓜、黄瓜、南瓜、丝瓜等可以补充水溶性维生素 C 和 B 族维生素,能确保机体保持正常新陈代谢的需要。瓜类蔬菜都具有高钾低钠的特点,有降低血压保护血管的作用。

14-2 正餐时控制餐后血糖的技巧

进餐顺序按先吃蔬菜,后喝汤,最后再吃鱼、肉、鸡蛋和主食。

14-3 控制体重初期,减轻饥饿感的技巧

(1)多吃低能量的食品,如黄瓜、大白菜、豆芽、菠菜、冬瓜、南瓜以及海藻类、蘑菇类、豆腐等;

(2)多选用粗杂粮代替细粮,如红豆粥、荞麦面、玉米面制成的馒头、面条等。

(3)每次进餐前先吃一碗蔬菜,以增加饱腹感,然后进正餐。

(八)水果限量

1. 确定自己是否能吃水果

水果中含有很多微量营养素,如镁、铬、锰等对提高体内胰岛素活性有利。但是水果也含有碳水化合物,例如果糖和葡萄糖,这些糖类消化、吸收较快,升高血糖的作用比复合碳水化合物如粮食快,所以糖尿病患者需要根据自己的血糖情况,确定自己适合不适合吃水果。

血糖控制不好的病人:①餐后血糖在 11.1 毫摩尔/升以上;②糖化血红蛋白大于 7.0%;③血糖不稳定,忽高忽低,上下波动者,均不建议食用水果,但可以用西红柿、黄瓜等来代替水果。西红柿和黄瓜含糖量低,每百克中糖含量在 5 克以下,西红柿含糖 2.2%,黄瓜含糖 1.6%,可以从中获取维生素 C、胡萝卜素、纤维素、矿物质等,对健康很有益处。

2. 吃多少量

当血糖控制好时,可限量吃水果,水果每天不超过 200 克,宜在两

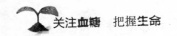

餐中间吃。进食后不要马上食用水果,原因在于一餐集中摄入大量碳水化合物会增加餐后血糖的升高。

3. 吃什么水果

不同的水果含糖量不同。在选择水果时,原则上优先选择含糖量较低或甜度不高的食物,含糖量高的水果(指含糖在 14% 以上的水果)最好不吃。糖尿病患者一天可以食用水果 150～200 克,可以参考食品交换表,如食用葡萄 200 克(4 两),而食用草莓时,则可以食用约 300 克(6 两)。水果、干果、硬果含糖量的大致分类见表 2－2。也可以参考食物的血糖指数表进行选择。糖尿病患者不应饮用含糖饮料,如果汁、加糖咖啡、汽水、可乐等。食用水果前后要自我监测血糖或尿糖,根据血糖或尿糖变化加以调整。

表 2－2　水果、干果、硬果含糖量

类别	果名	含糖量(%)
水果	西瓜、白兰瓜、草莓、枇杷	4～7
	鸭梨、柠檬、鲜椰子肉、李子、樱桃、哈密瓜、葡萄、桃子、菠萝	8～9
	香果、苹果、杏子、无花果、橙、柚子、鲜荔枝	9～13
	柿子、鲜桂圆、香蕉、沙果、杨梅、石榴、甘蔗汁	14～19
	鲜枣、红果、海棠	20～25
干果	荔枝干、杏干、柿干、桂圆干、枣干、蜜枣、葡萄干	50～80
硬果	葵花籽、核桃	10～15
	西瓜子、花生米	16～25
	栗子	40～45

小贴士 15

不要轻易拒绝水果

新鲜水果中含有丰富的维生素和矿物质,这些都是维持生命所不可缺少的物质,对维持正常生理功能,调节体液渗透压和酸碱度起到重要的作用,又是机体许多酶的组成部分。有人认为水果中含有镁元素可改善胰岛素抵抗的2型糖尿病人对胰岛素的反应性,铬和锰对提高体内胰岛素活性有很好的帮助作用。在控制碳水化合物摄入总量的前提下,选择碳水化合物含量较低的水果作为加餐,有助于减轻胰岛的负担。水果还含有大量的膳食纤维,它们是必不可少的营养素。患糖尿病后由于对糖的利用发生障碍,所以应该选择吃一些含糖量比较低、维生素和膳食纤维比较高的水果,它们既能提供必须的维生素、膳食纤维,又不致使血糖快速升高。

(九)清淡少盐

世界卫生组织推荐健康人每日食盐量不宜超过6克,糖尿病非高血压患者不超过5克,高血压患者不超过3克,糖尿病高血压患者不超过2克。摄入过多食盐可导致高血压、水肿,降低高血压药物的疗效,还能增强食欲,使体重增加,并且会加速和加重糖尿病大血管并发症的发展。因此,对糖尿病患者来说,应从现在开始做到少吃盐,尽量食用新鲜食物。此外,所有高钠食物都要减少,如咸菜、咸鱼、咸蛋等腌渍食物、酱油、酱、香肠、罐头食品等。

小贴士 16

每天食盐摄入采取总量控制,用量具量出,每餐按量放入菜肴

每天食盐摄入采取总量控制,用量具量出,每餐按量放入菜肴。平常生活中可以通过"限盐勺"来帮助我们控制摄盐量,没有"限盐勺"也不要紧,可以参考一啤酒瓶盖(平)的盐量大概是5克的办法控盐,还可以采用在原来用盐量的基础上减少1/3~1/2的办法。5毫升酱油相当于1克盐。如果菜肴需要用酱油,应按比例减少其中的食盐用量,可在菜肴烹调好后再放入盐或酱油,以达到调味的目的。也可先炒好菜,再蘸盐或酱油食用。还可在烹制菜肴时放少许醋,提高菜肴的鲜香味,帮助自己适应少盐食物。烹制菜肴时如果加糖会掩盖咸味,所以

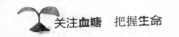

不能仅凭品尝来判断食盐是否过量,使用量具更为准确。习惯过咸味食物者,可在烹调菜肴时放少许醋,帮助减少食盐的用量。

(十)多喝水

水对于糖尿病患者是至关重要的。糖尿病患者不要怕多排尿而限制饮水,特别是老年患者是极为重要又容易被忽视的问题,缺水会加重病情,甚至会引发高渗性昏迷。每天饮水 1200～2000 毫升(约 6～8 杯),饮水应少量多次,每次 200 毫升左右(1 杯),不要等到口渴时再喝水。当然,有肾功能障碍或心功能不全的患者,要限制饮水。最好晨起一杯水＋睡前一杯水:晨起饮水的目的是补充前一夜丢失的水分,并稀释血液,降低血糖和血黏稠度。睡前饮用一杯 200 毫升左右的温水,不仅可以补充夜间对水分的需要,而且可以降低血液黏稠度,维持血流通畅,防止血栓形成。运动后也应及时补充足量水。宜选用淡绿茶水、白开水和矿泉水。常饮茶,可扩张血管,减轻血液的黏滞性,有助于控制血压。饮茶还可以利尿,茶中的茶碱鞣酸具有吸附脂肪和收敛作用,可减少脂肪的吸收,有利于控制体重。培养饮茶的习惯和爱好,每天饮用茶叶的量在 2～5 克。但不宜饮浓茶,浓茶中咖啡因含量过多,兴奋大脑,影响睡眠,对心脏不利。

小贴士 17

进食后可适量饮用绿茶水

在进食后可适量饮用绿茶水 100～250 毫升,绿茶水中的茶多酚等物质可有效抑制餐后血糖的上升。

(十一)限饮酒

饮酒对糖尿病患者弊多利少。原则上以不饮为宜,因为酒精除能量外,不含其他营养素,长期饮酒易引起高甘油三酯症,还可引起酒精性肝硬化、胰腺炎及多脏器损害。对于糖尿病患者来说,饮酒的危害性还在于打乱和干扰饮食控制计划。因此,每个糖尿病患者在饮酒时都必须保持克制,保持日常的血糖监测,在助兴场合时"客来茶当酒"为佳。合并有心血管疾病、脂肪肝、痛风、胰腺炎、高甘油三酯症、神经系统疾病、高血压的糖尿病患者应当绝对禁止饮酒。如果某些场合无法推托,必须注意以下几点:

1. 酒精也是含有能量的,其能量含量仅次于脂肪。如果你正在严格控制体重,应把其能量计算在内。大约 1 罐啤酒或 100 毫升红酒或 25 毫升二锅头,都相当于 25 克主食的能量,所以饮酒时应相应减少主食量。不要喝烈性酒,如高度的白酒。

2. 切勿空腹饮酒,特别是在你应用胰岛素或磺脲类药物时。一定要先吃食物,然后再饮酒,因为空腹饮酒有可能会导致注射胰岛素的患者出现低血糖反应。饮酒前吃一些碳水化合物食物,如馒头、面包。

3. 饮葡萄酒或者其他酒时,不能因为喝酒而增加副食量,比如平时吃 100 克肉,饮酒后食欲增加了,一下子吃 250 克肉。

另外,饮酒量与心血管疾病危险性或总体死亡率之间的关系较为复杂。酒精对心血管有双向作用。许多研究证实,少量饮酒者心血管疾病的危险有一定下降的趋势,但对中度和大量饮酒者,心血管疾病的危险性明显增高。偶尔大量饮酒,就能使血管壁持续地收缩痉挛,这是可恢复性的。但是长期大量饮酒,就能使血管壁持续地收缩痉挛,血压就持续地增高。过度饮酒会对抗大多数降压药物的效应,因此戒酒会使降压比较容易。到目前为止,适量饮酒对心血管系统的保护作用及机制尚待深入研究证实,世界卫生组织已把少量饮酒有利于健康的观点改为:"酒,越少越好"。因此,绝不提倡非饮酒者为预防心脏病而开始饮酒。

小贴士 18

饮酒会使血糖难以控制,最好不要饮酒

饮酒会让血糖难以控制,最好不要饮酒;

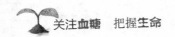
如果饮酒,每日不超过 1～2 份标准量,糖友饮酒需遵医嘱;

一份标准量(含酒精 10 克)如图 2-8 所示。

饮酒后应扣除相应能量的主食(一份酒≈20 克主食);

不要空腹饮酒。

啤酒285毫升　　　红酒100毫升　　　白酒30毫升

图 2-8　一份标准量

啤酒的乙醇含量平均在 3～6 毫升/100 毫升,能量平均在 30 千卡/100 毫升,一次饮用量宜在 250 毫升左右。黄酒的乙醇含量在 15 毫升/100 毫升,能量为 80 千卡/100 毫升,一次饮用量宜在 100 毫升以内。葡萄酒的乙醇含量在 10～15 毫升/100 毫升,能量为 60～90 千卡/100 毫升,一次饮用量宜在 100 毫升以内。

五、如何制订饮食计划

要想弄明白每天应该吃多少,就要弄明白两方面的问题:全天的总摄入量和主副食如何搭配。

第一步,按体重和体力活动量来确定需要量。

1. 计算理想体重:理想体重(千克)=身高(厘米)-105

2. 判断自己的体型:目前体重状况(%)=(实际体重-理想体重)/理想体重×100%(表 2-3)。

表 2-3　体重状况与肥胖

目前体重状况	≥40%	≥20%	≥10%	≤-10%	≤-20%
定义	重度肥胖	肥胖	超重	偏瘦	消瘦

3. 理想体重和体型确定之后,计算一天所需要的总能量:

一天所需总能量＝理想体重(千克)×每千克理想体重所需要的能量,参照表 2－4。

表 2－4　不同体力劳动的热量需要

劳动强度	举例	千卡/千克理想体重/日		
		消瘦	正常	超重或肥胖
卧床		20～25	15～20	15
轻体力劳动	所有坐着的工作、洗衣、做饭、驾驶汽车、缓慢行走等	35	30	20～25
中体力劳动	搬运轻东西、持续长距离行走、环卫工作、庭院耕作、油漆工、管道工、电焊工、采油工等	40	35	30
重体力劳动	重工业劳动、室外建筑、搬运、铸造、收割、挖掘、钻井工人等	45～50	40	35

举例说明:

丁××,男,38 岁,体重 80 千克,身高 165 厘米,电焊工。他每天需要的总能量是多少?

A. 首先计算他的理想体重＝165－105＝60(千克);

B. 确定他的体型:(80－60)/60×100%≈33%,是肥胖体型;

C. 查表 2－4,按肥胖,中体力活动量,每日能量供给量为 30 千卡/千克理想体重;

D. 每日需要总能量＝60 千克×30 千卡/千克理想体重＝1800千卡。

第二步,根据总能量的限定决定每日的主副食量。

为了方便起见,已经规定了不同总能量下,平均每日各种食物的种类和数量,参照表 2－5。

表 2-5 不同情况下每日主副食的分配简表

能量(千卡)	谷物	蔬菜	水果	豆类	奶类	肉类	油脂
1530	4 两	1 斤	4 两	半两	250 毫升	2 两	25 克
1620	4.5 两	1 斤	4 两	半两	250 毫升	2 两	25 克
1710	5 两	1 斤	4 两	半两	250 毫升	2 两	25 克
1800	5 两	1 斤	4 两	半两	250 毫升	2 两半	25 克
1935	5.5 两	1 斤	4 两	半两	250 毫升	3 两	30 克
2025	6 两	1 斤	4 两	半两	250 毫升	3 两	30 克
2115	6 两	1 斤	4 两	半两	250 毫升	3 两	40 克
2205	6.5 两	1 斤	4 两	半两	250 毫升	3 两	40 克
2295	7 两	1 斤	4 两	半两	250 毫升	3 两	40 克
2430	7.5 两	1 斤	4 两	半两	250 毫升	3 两半	40 克
2520	8 两	1 斤	4 两	半两	250 毫升	3 两半	40 克
2610	8 两	1 斤	4 两	半两	250 毫升	3 两半	40 克
2700	8.5 两	1 斤	4 两	半两	250 毫升	4 两	50 克

注:以上重量均为可食部重量。半两豆类相当于 2 两豆腐,400 毫升豆浆。

第三步,根据 1800 千卡的主副食定量进行餐次分配。

主食分配方案为:早餐 1 两,午餐 2 两,晚餐 2 两。

副食可为:牛奶 250 毫升,鸡蛋 1 个,肉类(如鱼、鸡、瘦猪肉、瘦牛羊肉)2 两,豆制品半两,蔬菜 1 斤,水果 200 克,植物油 2.5 汤匙(见表 2-6)。

表 2-6 全天能量 1800 千卡的主副食品种及参考分配

食物名称	每日数量	早餐	午餐	晚餐	加餐
主食	250 克	50 克	100 克	100 克	
牛奶或酸奶	250 毫升	250 毫升			
鱼、鸡、瘦肉类	100 克		50 克	50 克	
鸡蛋	1 个(中等大小)	1 个			
豆类	25 克		25 克		
新鲜蔬菜	500 克	100 克	200 克	200 克	

食物名称	每日数量	早餐	午餐	晚餐	加餐
新鲜水果	200 克				200 克
烹调油	25 毫升	5 毫升	10 毫升	10 毫升	
食盐	5 克	1 克	2 克	2 克	

注：加餐时间：9:30、15:00 和 21:00。

小贴士 19

19-1 建议使用固定尺寸的标准餐具用餐

建设使用如图 2-9 所示尺寸的标准餐具用餐。

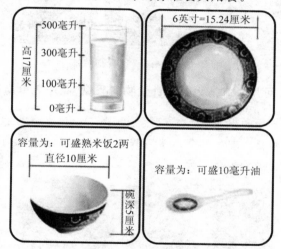

图 2-9 标准餐具

健康餐盘将餐盘想象成由三部分组成，分别放置蔬菜、主食（碳水化合物）和肉类（蛋白质），体积比例约为 2:1:1；

健康餐盘由美国糖尿病学会为你推荐，盘子直径为 15.24 厘米（图 2-10）。

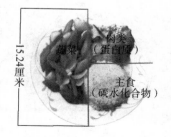

图 2-10 健康餐盘

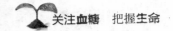

19-2　快速确定食物份量的小贴士

按以下方法可快速确定食物份量（图2-11）：

◎ 每天的肉类食物摄入量相当于一副扑克牌大小；

◎ 每天吃一个网球大小的苹果或梨；

◎ 每天吃拳头大小的土豆或红薯，同时应减去相应的主食；

◎ 用标准碗盛米饭，每次为2两。

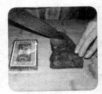

图2-11　快速确定食物份量

19-3　可用手掌法大致估计食物的重量，此法简单易行

碳水化合物和水果：2个拳头大小的淀粉类食物可以代表每餐的碳水化合物摄入量。1个拳头可以代表1份主食的大小。一日摄入的水果则相当于1拳头大小（图2-12）。

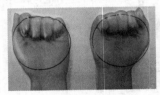 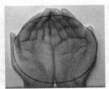

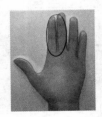 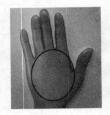 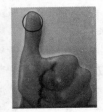

图2-12　用手掌法大致估计食物的重量

蔬菜：两只手可容纳约 500 克的蔬菜，蔬菜能量很低，建议每天摄入 500～1000 克蔬菜。

瘦肉：50 克左右的瘦肉，测量参照两个手指大小。

蛋白质：50 克的蛋白质类食物相当于手掌心大小，建议每天摄入蛋白质 50～100 克。

脂肪：需要限制每天油脂摄入量，每顿摄入大拇指的尖端（第一节）大小就足够。

第四步，利用食物交换份法，设计符合饮食治疗要求且花样丰富的食谱。

1. 什么是食物交换份？

把经常食用的食品，按其所含的主要营养素，分成 7 类，分别列于 7 个表中，分别为谷薯类交换表（表 2-7）、蔬菜类交换表（表 2-8）、水果类交换表（表 2-9）、豆类交换表（表 2-10）、奶类交换表（表 2-11）、肉、禽、蛋、鱼类交换表（表 2-12）、油脂硬果类交换表（表 2-13）。这 7 个表格称为食物交换表（图 2-13）。

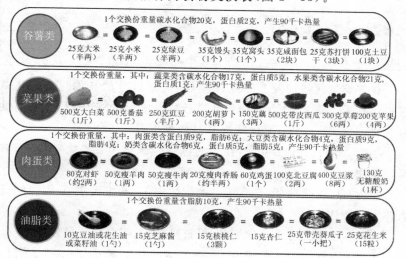

图 2-13 食物交换份

表 2-7　谷薯类交换表

食品	重量(克)	食品	重量(克)
大米、小米、糯米、薏米	25	绿豆、红豆、芸豆、豌豆(干)	25
高粱米、玉米糁	25	干粉条	25
面粉、米粉、玉米粉	25	油条、油饼、苏打饼干	25
莜麦面、燕麦片	23	咸面包、窝窝头	35
燕麦面	25	荞麦面、苦荞面	25
通心面、玉米面(白黄)	25	混合面	25
各种挂面、龙须面	25	魔芋生面条	35
烧饼、烙饼、馒头	35	面筋	50
苏打饼干、椒盐饼干、巧克力、维芙饼干	20	莲子、山药	150
桃酥、甜饼干	18	炸鱿鱼卷、炸薯条、炸虾片	16
蛋糕	30	鲜玉米	50
米饭	75	鲜玉米(中个、带棒心)	200
红薯片	60	栗子、白薯	40
土豆、湿粉皮	100	藕、芋头	110

　　谷薯类包含谷物及其制品、薯类、大豆以外的其他豆类。其中谷类包括米、面、杂粮;薯类包括马铃薯、甘薯、木薯等。主要提供碳水化合物、蛋白质、膳食纤维及 B 族维生素。

　　小米:小米淀粉含量高,其中的色氨酸含量为谷类之首,有调节睡眠作用。

　　燕麦:燕麦热量低,含有丰富的维生素 B_1 和维生素 E,可以降低人体中的胆固醇。

　　大米:糙米含有丰富的烟酸,可抗糙皮病,蛋白质质量较高。

　　土豆:以淀粉为主要成分,含有丰富的维生素 C、钙、钾。可用来减肥、降压、预防胆固醇升高。

表 2 - 8　蔬菜类交换表

食品	重量(克)	食品	重量(克)
毛豆	70	百合	50
鲜豌豆	110	慈姑	100
蒜薹、黄豆芽	200	冬笋	220
冬瓜	800	荸荠	150
洋葱、胡萝卜、蒜苗、茴菜	250	生菜	640
鲜菜豆、水萝卜、绿豆芽	340	蒜黄、圆白菜、雪里蕻	400
茴香菜、柿子椒	430	鲜蘑菇	390
莴苣笋	820	鲜竹笋	450
丝瓜、蓝菜、龙须菜、南瓜	500	茼蒿、油菜薹、西红柿	500
菠菜、油菜、韭菜、茴香菜、玉兰、塌棵菜、茭白	350	倭瓜、苦瓜、茄子、冬笋	500
红萝卜、鲜豇豆、荷兰豆、扁豆、空心菜	300	大白菜、莴笋、水浸海带、瓢儿菜、黄瓜	600
西葫芦	750	芹菜	470

　　蔬菜类包括各种蔬菜,主要提供维生素、无机盐和膳食纤维。

　　绿豆芽:不仅含有绿豆中原有的植物性蛋白质、维生素 B_1、维生素 B_2、钙、钾、磷、铁等,发芽时还会产生大量维生素 C,有抗癌、清热解毒、利尿、通便的作用。

　　西红柿:热量低,含有丰富的胡萝卜素、维生素 B、维生素 C,尤其是维生素 PP 含量居蔬菜之冠。其番茄红素有保护心血管、抗癌的作用。含有的果胶膳食纤维可预防便秘。

　　青椒:含水量高,热量低,含有丰富的维生素 A、维生素 C,特有的味道和辣椒素能增进食欲,帮助消化。

　　大白菜:号称"菜中之王",含水量高,热量低,含有大量的钙、铁、钾、硅元素及维生素 A。

　　芹菜:芹菜中含有丰富钾、铁等,可有降血压、降血糖、中和尿

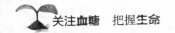

酸、利尿等作用。

洋葱：含钾、硒、维生素 A 和维生素 C，且是唯一含有前列腺素 A 的蔬菜，可以降压、预防血栓形成。

南瓜：是多种维生素尤其是维生素 A、维生素 C、β-胡萝卜素及叶酸、钾的优质来源。含有丰富的果胶、微量元素钴，可以促进胰岛素合成。

茄子：铁、钾、维生素 E 和维生素 P 含量较高，有促进消化、防止出血、抑癌等作用。

圆白菜：含有钙、钾、叶酸、维生素 C 等，可以抗癌、抑菌消炎、加速溃疡面愈合等作用。

胡萝卜：可提供丰富的维生素 A、胡萝卜素、钾及膳食纤维，可治疗夜盲症、干眼症、增强免疫力。

油菜：含有丰富的钙、铁，维生素 C、胡萝卜素，可明目、抗癌、促进血液循环、散血消肿等，其营养价值及食疗价值称得上蔬菜中的佼佼者。

苦瓜：所含的蛋白质、脂肪、碳水化合物在瓜类中含量较高，特别是维生素 C，居瓜类之冠。还含有粗纤维、胡萝卜素、苦瓜甙、磷、铁和多种矿物质、氨基酸等，可用于治疗夏季发热、糖尿病、肥胖等，还能抗癌。

表 2-9 水果类交换表

食品	重量(克)	食品	重量(克)
梨、李子、杏	250	桃、苹果、橘子、橙子、葡萄	200
荔枝	120	红果	90
芒果	140	甜瓜(带皮)	360
柿子、鲜荔枝	150	草莓	300
鲜枣	90	芦柑、菠萝	160
哈密瓜、李子	220	猕猴桃	200
柚子	160	樱桃	220
西瓜	450	香蕉	150

水果类包含各种水果，主要提供碳水化合物、维生素和无机盐、膳食纤维。

苹果：营养丰富，有糖类（蔗糖）、有机酸、果胶、蛋白质、钙、铬、磷、铁、钾、锌和维生素 A、维生素 B、维生素 C 及胡萝卜素、苹果酸、酒石酸等营养素，被医学界誉为"天然健康圣品"。

西瓜：号称"瓜中之王"，含有蛋白质、葡萄糖、果糖、苹果酸、胡萝卜素、维生素 A、维生素 B、维生素 C 以及钙、磷、铁等多种营养成分，可降压、利尿保护心血管。

桃子：含有多种维生素及钙、磷等无机盐等，其中含铁、钾很高，可辅助贫血、水肿的治疗。

葡萄：含糖量高，含多种维生素（A、B_1、B_2、B_{12}、C）、多种无机盐（钙、磷、铁、钠、镁、锰等）及柠檬酸、苹果酸、烟碱酸等，可抗衰老、抗癌、调脂等。

草莓：含有果糖、蔗糖、蛋白质、果胶、胡萝卜素、多种维生素等，尤其是维生素 C 含量很高，可以防癌、助消化、通便、预防坏血病等。

表 2 - 10　豆类交换表

食品	重量（克）	食品	重量（克）
大豆	25	腐竹、大豆粉	20
豆腐丝、豆腐干	50	北豆腐	100
南豆腐	150	油豆腐	35
豆腐脑	600	豆浆	225 毫升
青豆	20	黄豆	23
绿豆、豌豆	27	红小豆	27
蚕豆	25	粉丝（条）	90
炸蚕豆	23	炒豌豆	24

豆类包含大豆及其制品，主要提供蛋白质、钙。

豆腐：含有丰富的优质蛋白质、大豆异黄酮，可调血脂，还含有丰富的利于神经、血管、大脑发育的大豆卵磷脂，还可以解毒。

表 2－11　奶类交换表

食品	重量(克)	食品	重量(克)
奶粉、脱脂奶粉	20	奶酪	25
牛奶、羊奶	150	无糖酸奶	125
雪糕	65	冰激凌	65

奶类包含各种奶类及其制品,主要提供蛋白质、钙、脂肪、碳水化合物、维生素。

牛奶:牛奶中的营养素比较完全,营养价值很高又易于消化吸收,乳糖在肠道中能助长某些乳酸菌的繁殖和抑制肠腐败菌的生长。钙、磷、钾尤其丰富,属于碱性食品,有维生素 A、维生素 D、维生素 B_1、维生素 B_2,且是维生素 B_2 的较好来源。

表 2－12　肉、禽、蛋、鱼类交换表

食品	重量(克)	食品	重量(克)
熟火腿、香肠、鸡蛋粉	20	肥瘦猪肉	25
猪肉松、猪肾	25	猪肝	70
猪蹄	30	午餐肉	35
熟叉烧肉、熟酱牛肉、酱鸡、酱鸭	35	带骨排骨(小)	45
瘦猪肉、瘦牛肉、瘦羊肉	50	驴肉	110
鸭掌	60	板鸭	20
红烧鸡肉	65	红烧牛肉	60
鹅肉、鸭肉	35	鸡肉、猪舌	50
鸡蛋、鹌鹑蛋(6个)	60	鸭蛋	60
鹅蛋	50	鸡蛋白	190
鸡蛋黄	25	松花蛋	55
猪里脊肉	60	兔肉	80
甲鱼	85	蚶(鲜)	200
干贝	25	鲫鱼、墨鱼	150
鱼松	25	鸡蛋清、牡蛎	150
带鱼、草鱼、鲤鱼、比目鱼	80	海螃蟹	110

食品	重量（克）	食品	重量（克）
鱿鱼（干）、海参（干）	25	田螺	135
鲜贝、对虾、大黄鱼、青虾、鳝鱼、黑鲢	100	白鲢鱼	80
胖头鱼	130	河螃蟹	65

肉、禽、蛋、鱼类包含各种肉类、禽类、蛋类、鱼类及其制品。主要提供蛋白质、脂肪、矿物质、维生素 A、B 族维生素和维生素 D。

瘦猪肉：含蛋白质较高，丰富的维生素 B_1，提供有机铁及促进铁吸收的半胱氨酸，改善缺铁性贫血。

草鱼：草鱼富含蛋白质、脂肪及无机盐、钙、磷、铁、锌、硒、维生素 B_1 及维生素 B_2、烟酸等，还有丰富的不饱和脂肪酸，对心血管有益处。

鸡蛋：蛋类蛋白质为天然食物中最理想的蛋白质，蛋类脂肪呈乳化状态，易于消化吸收，并含有一定量的卵磷脂和胆固醇。矿物质含量丰富，蛋黄中含钙、磷、铁较多，并含有较多的维生素 A、维生素 D、维生素 B_2 和维生素 B_1 等。

表 2－13　油脂硬果类交换表

食品	重量（克）	食品	重量（克）
开心果（带皮）	15	炒松子	14
花生油、香油、玉米油、红花油、菜籽油	10	芝麻酱、花生米、核桃仁、杏仁	15
黑芝麻	15	腰果	16
南瓜子、葵花籽（带壳）	20	西瓜子	25
植物油	10	猪油	10
黄油	10	奶油	45

油脂类包含各种油脂，可提供维生素 E 和必需脂肪酸。坚果类包含花生、核桃、杏仁、松子、榛子、腰果、葵花籽等，除富含蛋白质和脂肪外，还含有大量的维生素 E、叶酸、镁、铜、单不饱和脂肪酸和多不饱和脂肪酸及较多的膳食纤维，对健康有益，但不可多食。

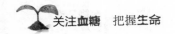

关注血糖　把握生命

花生油：花生油中有三种有利于心脑血管的保健作用，白藜芦醇、不饱和脂肪酸和谷固醇，并且含锌量高，还有多种抗衰老成分。

橄榄油：橄榄油不仅可以食用，还可以直接作为美容护肤品使用，其基本脂肪酸的配比非常合理，还含有一种多酚抗氧化剂，长期食用能降低心血管病的发病。

注：以上各表中的重量均为去除根、皮、壳等不可食部分以后的重量（注明者除外）。

表 2 - 14　食物交换表调味品 0.5 单位（产热 45 千卡）

食品	重量	食品	重量
白砂糖	10 克	芝麻酱	7 克
酱油	45 毫升	团粉	14 克
黄酱	40 克	甜面酱	30 克
蜂蜜	14 毫升	醋	110 毫升

同一表中的食物所含的营养素大致相同，不同表中的食物种类，所含的营养素不同。食品交换表中含 90 千卡能量的食品重量称为 1 单位。食品交换表中每一种食品 1 单位的重量都已经注明，见表 2 - 15。

表 2 - 15　一个交换单位的食物重量及营养素含量

食物交换份	1 单位重量	能量（千卡）	蛋白质（克）	脂肪（克）	碳水化合物（克）
表 2 - 7 谷薯类	25 克	90	2		20
表 2 - 8 蔬菜类	500 克	90	4		18
表 2 - 9 水果类	200 克	90	1		21
表 2 - 10 豆类	25 克	90	9	4	4
表 2 - 11 奶类	160 毫升	90	5	5	6
表 2 - 12 肉、禽、蛋、鱼类	50 克	90	9	6	
表 2 - 13 油脂硬果类	1 汤勺	90		10	
	16 克	90	4	7	2

2. 食物交换的原则

(1)同一表中的食品 1 单位所含的主要营养素大致相同,所以可以按相同单位相互交换。例如:1 单位(25 克)大米可交换 1 单位的咸面包(35 克);50 克(1 两)大米可以和 50 克(1 两)面粉互换;50 克(1 两)瘦肉也可以和 100 克(2 两)豆腐互换。

(2)不同类食品当营养素结构相似时,也可以互换。例如:25 克(半两)燕麦片可以和 200 克(4 两)橘子互换,它们所含的热量、碳水化合物基本相近。

(3)不同表中的食品,由于所含的营养素的种类和数量差别较大,不能相互交换。例如:表 2-7 谷薯类中的 1 单位大米不能与表 2-12 肉、禽、蛋、鱼类中 1 单位(50 克)猪肉进行交换。

这样糖尿病患者就可以按照自己的口味设计食谱,还可以利用食品交换份变换出不同花样,只要熟悉应用食品交换份,糖尿病患者可以选择多种食品,包括过去不敢选择的水果、土豆、粉丝、胡萝卜、红薯和山药等。

六、食物选择的技巧

(一)利用食物生糖指数

在生活中你可能会发现,不同的食物对血糖的影响不一样,这是因为食物中的碳水化合物的类型不同,人体的消化吸收快慢也不同,这就是食物血糖生成指数的概念。

血糖生成指数,即 glycemicindex,英文简称为 GI,指的是人体食用一定量食物后会引起多大的血糖反应,它表示含 50 克碳水化合物的食物和 50 克葡萄糖在食入后一定时间内(一般为 2 小时)体内血糖应答水平的百分比值,是食物的一种生理学参数,用公式表示如下:

$$GI = \frac{服含\ 50\ 克碳水化合物试验食物后\ 2\ 小时内血糖曲线下的面积}{服\ 50\ 克葡萄糖后\ 2\ 小时内血糖曲线的面积} \times 100\%$$

餐后血糖应答值一般用血糖应答曲线下的面积来表示。

食物的血糖生成指数受多方面因素的影响,如受食物中碳水化合物的类型、结构、食物化学成分和含量以及食物的物理状况和加工制作过程的影响等。血糖生成指数在 55 以下的食物为低 GI 食物（见附录一表 1），血糖生成指数在 55～70 之间的食物为中等 GI 食物（见附录一表 2），血糖生成指数在 70 以上的食物为高 GI 食物（见附录一表 3）。

低 GI 食物（GI 小于 55），在胃肠中停留时间长，吸收率低，葡萄糖释放缓慢，葡萄糖进入血液后峰值低，下降速度慢，不会使人过早产生饥饿感，使能量持续而缓慢地释放，并改善肠道运动，促进粪便和肠道毒素排出，对控制肥胖、降低血脂、减少便秘都有令人满意的作用，还可以防止饮食过度和由于时间仓促所造成的进食量不足。在控制总能量的前提下，糖尿病患者和肥胖病人在选择食物时应尽可能选用低 GI 的食物。长跑运动员需要持续释放能量，适合选择 GI 值低的食物。

高 GI 食物（GI 大于 70），进入胃肠后消化快、吸收率高，葡萄糖释放快，葡萄糖进入血液后峰值高，不适用于糖尿病患者和任何糖耐量异常的个体，而且也不适用于任何希望享受健康的人。但短距离赛跑的运动员需要较强的爆发力，上学的孩子经常做剧烈运动和用脑，因此都需要身体快速释放能量，以供给肌肉及脑组织之需。对这些人群必须给予能量释放快的食物，即 GI 值高的食物。通过长期合理地选择食物，控制 GI 值，可以减少慢性病的发生。

食物交换份的缺点是不能区别交换表中等值食物餐后引起的血糖应答差异，以及食物加工烹调方法和食物成熟度对机体血糖的影响。

（二）利用食物的血糖负荷

影响食物血糖反应的不仅是糖的"质"，还与食物所含糖的"量"密切相关。某种食物的血糖生成指数只能告诉我们这种食物中的碳水化合物转变成葡萄糖的速度和能力，而不能够准确地回答我们在摄入一定数量的某种食物后所引起血糖应答的真实情况。这就是血糖负荷（GL）的概念。在总糖类相同的情况下，膳食 GI 和 GL 越低，越有利于血糖控制和减轻胰岛素的负荷，根据食物的血糖负荷来选择食物,可以帮助糖尿病患者选择能够引起较低血糖应答的食物,同时还能有效地控制所摄入食物的数量,做到吃的明白吃得放心,同时又能很好地控制血糖。

血糖负荷,英文全称 glycemicload,简称 GL,指的是食物中的碳水化合物数量与其 GI 乘积,即:GL=GI×食物中碳水化合物克数÷100。血糖生成指数(GI)仅是反映糖的质,并不反映其量。血糖负荷(GL)是在 GI 的基础上,将摄入糖类的质量和数量结合起来,以估价膳食总的血糖效应。

例如:一种烤土豆 GI=85,100 克土豆中含碳水化合物 17.2 克,食用 200 克这种食物碳水化合物,其血糖负荷为 29.2(计算过程为:85×17.2×2÷100=29.24),为高血糖负荷的食物。

高于 20 或更多为高血糖负荷食物,11~19 为中等血糖负荷,10或更少为低血糖负荷。GI 也表示食物对血糖的影响。例如,胡萝卜因血糖指数(GI=71)值较高而被一些人拒绝食用,但事实上 100 克胡萝卜中的碳水化合物含量为 8.8 克,食用 100 克胡萝卜的血糖负荷为 6.2,因此,普通量食物对血糖和胰岛素抵抗几乎没有什么影响。例如,每 100 克樱桃的 GL 是 2.2,每 100 克提子的 GL 是 46.7,显然,相同数量下樱桃比提子所引起的血糖应答要小很多。例如,西瓜和苏打饼干的 GI 都是 72,但 100 克食物所含碳水化合物却大不相同,苏打饼干每 100 克所含碳水化合物约 76 克,其 GL 为 54.7,而 100 克西瓜所含碳水化合物只有 7 克,其 GL 为 5,两者的 GL 相差 10 倍之多,可见西瓜 GL 虽然较高,若少量食用对血糖影响并不显著。使用基于血糖负荷的食物交换份表(见附录一表 4),有助于针对性地选择与搭配食物。

七、食谱举例

每餐有 3 个食谱可供选择,每日有 27 个套餐,饮食不再单调。

注意:

1. 主食中根据个人喜好可以选择馒头、米饭、煎饼、面条等,关

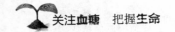

键是量;

2. 蔬菜可根据季节选择时令蔬菜,含糖分小于 3％的蔬菜每天 500 克至 750 克,植物的根茎类食用时要掌握量,不要多吃;

3. 粉条、粉皮含淀粉高的食物少吃;

4. 尿蛋白高时限制植物蛋白的摄入,如豆腐、豆浆等;

5. 水果在血糖稳定时才可食用,选择糖分低水果,注意食用的量;

6. 加餐时间应选择 9:30,15:00,21:00。

1200 千卡食谱

适合每日需要 1200～1300 千卡热量者。全天用烹调油 15 克,盐 6 克。

早餐

1. 豆浆(鲜豆浆 250 克)　　　　花卷(标准粉 25 克)
   拌菠菜(菠菜 50 克)　　　　　煮鸡蛋(鸡蛋 50 克)

2. 牛奶(鲜牛奶 250 克)　　　　馒头(标准粉 25 克)
   拌黄瓜(黄瓜 50 克)　　　　　煮鸡蛋(鸡蛋 50 克)

3. 无糖酸奶 200 克　　　　　　面包(标准粉 30 克)
   蔬菜沙拉(蔬菜 50 克)　　　　煮鸡蛋(鸡蛋 50 克)

加餐

1. 苹果 100 克　　　2. 柚子 100 克　　　3. 梨 100 克

午餐

1. 米饭(大米 75 克)　　　　　炒苦瓜(苦瓜 200 克)
   虾仁黄瓜丁(黄瓜 100 克、虾仁 50 克)

2. 米饭(大米 75 克)
   西红柿炒鸡蛋(西红柿 100 克、鸡蛋 50 克)
   鱼丸冬瓜汤(鱼肉 50 克、冬瓜 200 克)

3. 烙饼(标准粉 75 克)　　　　拌芹菜(芹菜 100 克、虾米 10 克)
   炒三丝(豆腐丝 50 克、瘦肉 50 克、圆白菜 150 克)

加餐

1. 苹果 100 克　　　2. 柚子 100 克　　　3. 草莓 100 克

晚餐

1. 米饭（大米 75 克）　　菜花炒肉（菜花 100 克、瘦肉 50 克）
   丝瓜汤（丝瓜 50 克）

2. 米饭（大米 75 克）
   西葫芦肉片（西葫芦 100 克、瘦猪肉 50 克）
   拌海带丝（湿海带 100 克）

3. 馒头（标准粉 75 克）　　排骨白菜（白菜 100 克、排骨 50 克）
   素炒油菜（油菜 100 克）

1300 千卡食谱

适合每日需要 1300～1400 千卡热量者。全天用烹调油 15 克,盐 6 克。

早餐

1. 豆浆（鲜豆浆 250 克）　　　花卷（标准粉 25 克）
   拌苦瓜（苦瓜 50 克）　　　煮鸡蛋（鸡蛋 50 克）

2. 牛奶（鲜牛奶 250 克）　　　馒头（标准粉 25 克）
   拌芹菜（芹菜 50 克）　　　煮鸡蛋（鸡蛋 50 克）

3. 无糖酸奶 200 克　　　　　面包（标准粉 30 克）
   蔬菜沙拉（蔬菜 50 克,如菠菜、芹菜等）
   煮鸡蛋（鸡蛋 50 克）

加餐

1. 苹果 100 克　　　2. 柚子 100 克　　　3. 草莓 100 克

午餐

1. 米饭（大米 100 克）　　虾仁黄瓜丁（黄瓜 100 克、虾仁 50 克）
   蘑菇豆腐汤（蘑菇 50 克、豆腐 50 克）

2. 米饭（大米 100 克）　　菠菜炒鸡蛋（菠菜 100 克、鸡蛋 50 克）
   鱼丸冬瓜汤（鱼肉 50 克、冬瓜 200 克）

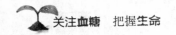

3. 馒头（标准粉 100 克）　香菇油菜（香菇 50 克、油菜 100 克）
  清蒸鲈鱼（鲈鱼 80 克）

加餐

1. 苹果 100 克　　　2. 柚子 100 克　　　3. 西瓜 100 克

晚餐

1. 米饭（大米 75 克）　　　清蒸鲳鱼（鲳鱼 50 克）
  海米冬瓜汤（冬瓜 50 克、海米 10 克）

2. 米饭（大米 75 克）　香芹肉丝（香芹 100 克、瘦猪肉 25 克）
  拌豆芽（绿豆芽 50 克）

3. 馒头（标准粉 75 克）　炖排骨白菜（白菜 150 克、排骨 50 克）
  炒油菜（油菜 100 克）

1500 千卡食谱

适合每日需要 1500～1600 千卡热量者。全天用烹调油 15 克,盐 6 克。

早餐

1. 牛奶（鲜牛奶 250 克）　　　花卷（标准粉 25 克）
  拌菠菜豆腐丝（菠菜 50 克、豆腐丝 25 克）
  煮鸡蛋（鸡蛋 50 克）

2. 牛奶（鲜牛奶 250 克）　　　发糕（标准粉 25 克、无糖）
  拌芹菜（芹菜 100 克）　　　煮鸡蛋（鸡蛋 50 克）

3. 豆浆（鲜豆浆 250 克）　　　馒头（标准粉 25 克）
  咸鸭蛋（鸭蛋 50 克）

加餐

1. 橙子 100 克　　　2. 西瓜 100 克　　　3. 草莓 100 克

午餐

1. 米饭（大米 100 克）　虾皮紫菜汤（虾皮 15 克、紫菜 2 克）
  黄瓜 25 克　　　肉丝炒西葫芦（西葫芦 100 克、瘦猪肉 50 克）
  素炒油菜香菇（油菜 150 克、香菇 15 克）

2. 米饭（大米 100 克）　　　　红烧鸡块（鸡块 100 克）

　　素炒小白菜（小白菜 200 克）　菠菜汤（菠菜 50 克、紫菜 2 克）

3. 发面饼（面粉 100 克）

　　汆丸子菠菜（瘦猪肉 100 克、菠菜 150 克）

　　拌豆芽（绿豆芽 100 克）

　　西红柿鸡蛋汤（西红柿 50 克、鸡蛋 50 克）

加餐

1. 苹果 100 克　　　　2. 梨 100 克　　　　　3. 草莓 100 克

晚餐

1. 馒头（标准粉 75 克）

　　圆白菜炒肉（瘦猪肉 50 克、圆白菜 100 克）

　　素炒冬瓜（冬瓜 150 克）

2. 米饭（大米 75 克）　　　肉炒山芹（瘦猪肉 50 克、山芹 150 克）

　　拌黄瓜豆腐丝（黄瓜 100 克、豆腐丝 50 克）

3. 米饭（大米 75 克）　　　　拌海带丝（湿海带 100 克）

　　丝瓜汤（丝瓜 75 克、紫菜 2 克）

1600 千卡食谱

适合每日需要 1600～1700 千卡热量者。全天用烹调油 20 克，盐 6 克。

早餐

1. 牛奶（鲜牛奶 250 克）　　　　咸面包（标准粉 25 克）

　　拌芹菜豆干（芹菜 100 克、豆腐干 25 克）

　　煮鸡蛋（鸡蛋 50 克）

2. 豆浆（鲜豆浆 250 克）　　　　花卷（标准粉 25 克）

　　拌菠菜（菠菜 50 克）　　　　咸鸭蛋（鸭蛋 50 克）

3. 牛奶（鲜牛奶 250 克）　　　　馒头（标准粉 25 克）

　　豆丝拌圆白菜（豆丝 25 克、圆白菜 100 克）

　　煮鸡蛋（鸡蛋 50 克）

加餐

1. 芦柑 100 克　　　2. 苹果 100 克　　　3. 猕猴桃 100 克

午餐

1. 花卷(标准粉 100 克)

　　熘肉片黄瓜木耳(瘦猪肉 75 克、黄瓜 150 克)

　　素炒小白菜(小白菜 150 克)

　　肉末榨菜汤(肉末 50 克、榨菜 15 克)

2. 米饭(大米 100 克)　炒肉丝芹菜(瘦猪肉 50 克、芹菜 150 克)

　　素炒圆白菜(圆白菜 100 克)

　　西红柿鸡蛋汤(西红柿 50 克、鸡蛋 50 克、香菜 10 克)

3. 米饭(大米 100 克)　　　清蒸鱼(鲤鱼 100 克)

　　虾皮冬瓜(虾皮 10 克、冬瓜 150 克)

　　丝瓜汤(丝瓜 50 克、香菜 10 克)

加餐

1. 橙子 100 克　　　2. 100 克　　　3. 西瓜 100 克

晚餐

1. 米饭(大米 100 克)　　酸菜鱼(酸菜 100 克、鲤鱼 75 克)

　　素炒豆芽(绿豆芽 100 克)

2. 馒头(标准粉 100 克)　排骨炖白菜(排骨 75 克、白菜 150 克)

　　素炒西葫芦(西葫芦 150 克)

3. 米饭(大米 100 克)

　　炒肉丝萝卜丝(瘦猪肉 50 克、白萝卜 100 克)

　　素炒生菜(生菜 150 克)

1700 千卡食谱

适合每日需要 1700～1800 千卡热量者。全天用烹调油 25 克,盐 6 克。

早餐

1. 豆浆(鲜豆浆 250 克)　　　花卷(标准粉 50 克)

香椿豆腐（香椿 5 克、豆腐 50 克）

2. 牛奶（鲜牛奶 250 克）　　　咸面包（标准粉 50 克）

拌黄瓜（黄瓜 50 克）

3. 牛奶（鲜牛奶 250 克）　　　馒头（标准粉 50 克）

拌黄瓜（黄瓜 50 克）　　　煮鸡蛋（鸡蛋 50 克）

加餐

1. 桃 100 克　　　2. 苹果 100 克　　　3. 芦柑 100 克

午餐

1. 米饭（大米 100 克）

炒肉丝海带（瘦猪肉 50 克、湿海带 100 克）

素炒圆白菜（圆白菜 100 克）

丝瓜鸡蛋汤（丝瓜 50 克、鸡蛋 50 克）

2. 葱花饼（标准粉 100 克）

炒肉丝黄瓜（瘦猪肉 50 克、黄瓜 150 克）

凉拌心里美萝卜丝（心里美萝卜 100 克）

黄瓜虾皮紫菜汤（黄瓜 50 克、虾皮 5 克、紫菜 2 克）

3. 米饭（大米 100 克）　　排骨海带（排骨 100 克、湿海带 100 克）

素炒小白菜（小白菜 100 克）

加餐

1. 草莓 100 克　　　2. 橙子 100 克　　　3. 梨 100 克

晚餐

1. 馒头（标准粉 100 克）

氽丸子白菜（瘦猪肉 100 克、白菜 150 克）

蒜蓉拌茼蒿（茼蒿 150 克）

2. 米饭（大米 100 克）

氽丸子冬瓜（瘦猪肉 100 克、冬瓜 150 克）

拌豆腐（豆腐 100 克）

3. 发面饼（标准粉 100 克）　　炒三丝（瘦猪肉 50 克、青笋 75 克）

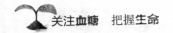
素炒绿豆芽(绿豆芽 100 克)　　榨菜汤(榨菜 15 克)

1800 千卡食谱

适合每日需要 1800～1900 千卡热量者。全天用烹调油 25 克,盐 6 克。

早餐

1. 牛奶(鲜牛奶 250 克)　　　发糕(标准粉 50 克、无糖)
   泡菜(泡菜 50 克)　　　　　煮鸡蛋(鸡蛋 50 克)

2. 豆浆(鲜豆浆 250 克)　　　烧饼(标准粉 50 克)
   拌油菜豆腐干(油菜 50 克、白豆腐干 25 克)

3. 牛奶(鲜牛奶 250 克)　　　馒头(标准粉 50 克)
   拌芹菜(芹菜 50 克)

加餐

1. 桃 100 克　　　　2. 苹果 100 克　　　　3. 芦柑 100 克

午餐

1. 花卷(标准粉 125 克)
   蒸白菜肉卷(圆白菜 100 克、瘦猪肉 50 克)
   素炒油菜鲜菇(油菜 100 克、鲜菇 50 克)
   鸡蛋菠菜汤(鸡蛋 25 克、菠菜 50 克)

2. 发面饼(标准粉 125 克)　　拌黄瓜(黄瓜 100 克)
   排骨炖冬瓜(排骨 100 克、冬瓜 150 克)

3. 馒头(标准粉 125 克)　　　素炒油菜(油菜 100 克)
   肉丝榨菜汤(瘦猪肉 25 克、榨菜 15 克)
   肉片豆干青蒜(瘦猪肉 50 克、白豆腐干 25 克、青蒜 100 克)

加餐

1. 梨 100 克　　　　2. 草莓 100 克　　　　3. 橙子 100 克

晚餐

1. 米饭(大米 100 克)　排骨炖冬瓜(排骨 100 克、冬瓜 150 克)

白菜炖豆腐（白菜 100 克、豆腐 50 克）

2. 米饭（大米 100 克）　　　拌菠菜（菠菜 100 克）

木须肉（瘦猪肉 50 克、黄瓜 150 克、鸡蛋 50 克、木耳 2 克、黄花菜 10 克）

3. 米饭（大米 100 克）　氽丸子菠菜（瘦猪肉 75 克、菠菜 150 克）

熘黄瓜肉片（黄瓜 150 克、瘦猪肉 25 克）

1900 千卡食谱

适合每日需要 1900～2000 千卡热量者。全天用烹调油 30 克，盐 6 克。

早餐

1. 牛奶（鲜牛奶 250 克）　　　咸面包（标准粉 25 克）

拌菠菜（菠菜 50 克）　　　煮鸡蛋（鸡蛋 50 克）

2. 牛奶（鲜牛奶 250 克）　　　发糕（标准粉 50 克、无糖）

炝黄瓜条（黄瓜 35 克）　　　煮鸡蛋（鸡蛋 50 克）

3. 牛奶（鲜牛奶 250 克）　　　精肉烧饼（标准粉 25 克）

拌芹菜豆腐丝（芹菜 100 克、豆腐丝 25 克）

煮鸡蛋（鸡蛋 50 克）

加餐

1. 桃 100 克　　　2. 苹果 100 克　　　3. 芦柑 100 克

午餐

1. 大米小米饭（大米 75 克、小米 50 克）

素炒圆白菜（圆白菜 150 克）

鸡蛋菠菜汤（鸡蛋 25 克、菠菜 100 克）

红烧鲤鱼（鲤鱼 100 克）

2. 绿豆大米饭（大米 100 克、绿豆 25 克）

炖鸡块（家养鸡 100 克）

素炒油菜（油菜 150 克）

海米冬瓜汤（冬瓜 100 克、海米 5 克）

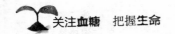
3. 米饭（大米 125 克）　　　　　素炒油菜心（油菜 200 克）

清炖猪肉白菜（猪肉 100 克、白菜 150 克）

加餐

1. 西瓜 100 克　　　　2. 梨 100 克　　　　3. 猕猴桃 100 克

晚餐

1. 椒盐小蒸饼（标准粉 125 克）

汆丸子冬瓜（瘦猪肉 50 克、冬瓜 150 克）

炒菜花豆腐（菜花 100 克、豆腐 50 克）

2. 葱花卷（标准粉 125 克）　　　素炒油菜（油菜 100 克）

砂锅（瘦猪肉 50 克、北豆腐 50 克、海米 10 克、白菜 150 克）

3. 烙葱花饼（标准粉 125 克）

肉丝炒芹菜（瘦猪肉 50 克、芹菜 100 克）

拌圆白菜（圆白菜 100 克）

紫菜蛋花汤（紫菜 20 克、鸡蛋 25 克）

2000 千卡食谱

适合每日需要 2000～2100 千卡热量者。全天用烹调油 35 克, 盐 6 克。

早餐

1. 牛奶或鲜豆浆 250 克　　　咸面包（标准粉 50 克）

拌青椒豆腐干（青椒 75 克、豆腐干 25 克）

2. 豆浆（鲜豆浆 250 克）　　　葱花卷（标准粉 50 克）

拌海带黄瓜丝（黄瓜 75 克、海带 25 克）　煮鸡蛋（鸡蛋 50 克）

3. 牛奶（鲜牛奶 250 克）　　　馒头（标准粉 50 克）

炝黄瓜条 75 克　　　　　　　煮鸡蛋（鸡蛋 50 克）

加餐

1. 桃 100 克　　　　2. 苹果 100 克　　　　3. 梨 100 克

午餐

1. 大米小米饭（大米 75 克、小米 50 克）

丝瓜鸡蛋汤(丝瓜 50 克、鸡蛋 25 克)

熘肉片黄瓜(瘦猪肉 50 克、黄瓜 100 克) 　　拌莴笋丝 100 克

2. 绿豆大米饭(大米 100 克、绿豆 25 克) 　　清蒸鸭条 100 克

素炒小白菜(200 克) 　　紫菜虾皮汤(紫菜 2 克、虾皮 10 克)

3. 米饭(大米 125 克)

清炖活鱼豆腐(草鱼 50 克、豆腐 50 克) 　　素炒苋菜(200 克)

加餐

1. 西瓜 100 克 　　2. 鸭梨 100 克 　　1. 芦柑 100 克

晚餐

1. 馒头(标准粉 125 克)

清鸡炖蘑菇(家养鸡 100 克、蘑菇 50 克)

素炒空心菜(200 克)

2. 烙发面饼(标准粉 125 克)

汆丸子冬瓜(瘦猪肉 50 克、冬瓜 150 克) 　　炒茄子(150 克)

3. 烙葱花饼(标准粉 125 克)

红烧牛肉白萝卜(牛肉 100 克、白萝卜 150 克)

炒圆白菜(150 克)

2200 千卡食谱

适合每日需要 2200～2300 千卡热量者。全天用烹调油 35 克,盐 6 克。

早餐

1. 豆浆(鲜豆浆 250 克) 　　花卷(标准粉 75 克)

拌菠菜(菠菜 50 克) 　　煮鸡蛋(鸡蛋 50 克)

2. 牛奶(鲜牛奶 250 克) 　　馒头(标准粉 75 克)

拌黄瓜(黄瓜 50 克) 　　煮鸡蛋(鸡蛋 50 克)

3. 无糖酸奶(酸奶 200 克) 　　面包(标准粉 25 克)

蔬菜沙拉(蔬菜 50 克) 　　煮鸡蛋(鸡蛋 50 克)

午餐

1. 米饭（大米 150 克）　　青椒炒鸡肉（青椒 100 克、鸡肉 75 克）
番茄蛋花汤（番茄 50 克、鸡蛋 50 克）

2. 米饭（大米 150 克）　　木耳炒鸡蛋（木耳 100 克、鸡蛋 50 克）
红烧带鱼（带鱼 100 克）

3. 烙饼（标准粉 150 克）　　西芹百合（西芹 100 克、百合 10 克）
萝卜炖牛肉（胡萝卜 50 克、牛肉 70 克）

加餐

1. 青苹果 100 克　　　2. 柚子 100 克　　　3. 西瓜 100 克

晚餐

1. 米饭（大米 150 克）　　青笋鸡丝（青笋 100 克、鸡肉 75 克）
炒豆芽（黄豆芽 50 克）

2. 米饭（大米 150 克）　　芹菜肉丝（芹菜 100 克、瘦猪肉 75 克）
拌黄瓜（黄瓜 50 克）

3. 馒头（标准粉 125 克）　　排骨海带（湿海带 100 克、排骨 75 克）
素炒菠菜（菠菜 100 克）

加餐

1. 青苹果 100 克　　　2. 柚子 100 克　　　3. 草莓 100 克

八、糖尿病患者运动时在饮食上的注意事项

1. 在进餐后 1～2 小时之间进行运动，不要在进餐后立即进行运动。

2. 如果运动时间较长，宜在运动前和/或运动中途适当进食，以防止运动过程中发生低血糖。在进行体育锻炼时，不宜空腹。

3. 根据运动强度和运动持续时间，在运动结束后的 2 小时内可增加进食量。晚饭后至睡前如工作或活动时间过长，要适当增加食物；活动强度有较大的变化，如游泳、打球等，也应该增加少量食品。

4. 如果你的体重在理想体重范围内，而不需要控制体重，那么运动消耗的能量应该从饮食中补充，原则是消耗多少补充多少，以维持

理想体重。

九、儿童糖尿病饮食

儿童的特点之一是处于生长发育时期,因此不宜过分限制饮食。大多数情况下,儿童所患的糖尿病多为 1 型糖尿病,由于胰岛细胞不能分泌胰岛素,所以从发病起必须持续注射胰岛素。因此,在饮食安排上注意注射胰岛素和饮食之间的密切配合,避免低血糖或高血糖的发生。

1. 保证儿童每天摄取充足的能量:每天总能量(千卡)=1000+(年龄-1)×100。

2. 保证每天供给充足的蛋白质、脂肪和碳水化合物,而且其配比要合理,一般为蛋白质占总量的 20%,脂肪占 30%,碳水化合物占 50%。保证每天摄入足够的维生素和无机盐。

3. 像成年糖尿病患者一样,要采用分餐制,即每天 3 次正餐外,还要安排 2~3 次加餐,达到控制高血糖、防止低血糖的目的。

十、妊娠期糖尿病的饮食

妊娠与糖尿病互相影响。糖尿病患者妊娠时特别在后半期病情常加重。早期多发生小产、流产;晚期多羊水、妊娠高血压、巨婴、难产、死胎、新生儿死亡,如并发有心血管及肾脏病者更严重。

妊娠期糖尿病患者有无症状均应给予特别严密观察,加强饮食控制。因母体代谢增加营养素的供给量既要满足母体和胎儿生长发育的需求,又要严格监护使体重不易增长过快,最好妊娠期体重增长不超过 10~12 千克,体重的增加在前三个月不应超过 1~2 千克,以后每周增加 350 克为宜。为此,妊娠前 4 个月,营养素摄入量与非糖尿病患者相近似;后 5 个月,每日增加能量 200~300 千卡。饮食既要有足够的能量、蛋白质、钙、磷、铁、锌及多种维生素等,又要不使血糖波动太大。因此,能量的控制适当放宽,每日可达 2000 千卡以上,肥胖的糖尿病妊娠病人也不宜低于 1200 千卡,否则影响胎儿的发育。

蛋白质每日每千克体重 1.5～2.0 克,多提供优质蛋白。脂肪每天 50 克。碳水化合物每天需 300～400 克。对妊娠患者最重要的是至少保持每日三餐,即使有妊娠反应也要坚持进餐。轻度反应者可选用一些清淡无油的食品代替常规饮食。重度妊娠反应者需在医生指导下予以治疗。有水肿倾向和高血压者要限制食盐。

十一、低血糖反应的饮食注意事项

任何糖尿病患者,不管他们应用口服降糖药还是注射胰岛素,均可能发生低血糖症。严重低血糖通常发生于下列患者:正接受强化和严格的胰岛素治疗的患者;饮食和体力活动变化较大的患者;糖尿病病程较长的患者和患有自主神经病变的患者。有严重低血糖症病史的患者再次发作的危险性也增加。造成低血糖症的原因有多种,其中进餐延迟或食物减少、体力活动过度和饮酒最常见。预防低血糖症的最好方法是患者自我监测血糖水平。

低血糖症可能对人体造成很大危害,并有一定危险性。患者应尽可能避免发生低血糖症。如果出现了低血糖症,要了解如何采取紧急措施,以减少低血糖症带来的不良影响。当血糖水平降至 3.3 毫摩尔/升以下时,可出现低血糖症状,如有些糖尿病患者病情不稳定,常有心悸、手抖、多汗、饥饿、恐惧感、震颤,以及头痛、疲乏、意识模糊、昏迷或癫痫样发作,可危及生命。

低血糖反应的应急处理方法:

1. 一般的低血糖症状通常较轻,可以由患者自己处理,此时应立即食用或饮用含有葡萄糖的食物或饮料。注意不要饮用含甜味的饮料,因为甜味剂(例如木糖醇)虽然是甜的,却不含葡萄糖,不能升高血糖而缓解低血糖。

2. 发作前如能少量加餐,常可使血糖保持在相对稳定的状态,故需要坚持进食定时定量,合理分配三餐和加餐,有效预防下午和夜晚低血糖反应的再次发生。如经常出现低血糖症状,则要及时请医生调整饮食和降糖药物。

3. 生活不规律,吃饭不定时(如出差、开会),易引起血糖的变化,因此要注意随身携带一些方便食品,如咸饼干、糖等,以便随时灵活加餐。在外出或活动时,一定将这些食物或饮料随身携带,以备急用。

小贴士 20

20-1 糖尿病合并并发症的饮食注意

1. 合并心脑血管病:低盐、低脂,饮食要清淡,多摄入膳食纤维,禁止饮酒;

2. 合并糖尿病肾病:蛋白质摄入以优质动物蛋白为主,每日宜限制在 0.8 克/千克体重以下,选择热量高而蛋白质含量低的主食,如土豆、红薯、山药等,选择低钾、高钙的食物;

3. 合并视网膜病变:切忌辛辣食品,如辣椒、生葱、生蒜。

20-2 糖尿病患者外出就餐应注意什么

1. 去餐厅前想好要点什么,提前做好计划;

2. 不要省去这一天中前面的几餐;

3. 在点餐时可以要求特殊烹制,选择清淡饮食,不要煎炸的食物;

4. 选择适量的鱼和瘦肉等,少用脂肪较高的肥肉制品、五花肉和奶油等;

5. 不吃高能量的饼干、蛋糕等甜点,多选择新鲜蔬菜和水果;

6. 忌饮酒,以茶代酒;

7. 进餐时,可用温开水涮后再吃(涮掉菜中的油和盐),且要细嚼慢咽;

8. 必要时,提前请教医护人员或营养师,选择合适的食物和餐厅类型。

20-3 糖尿病患者能吃水果吗

能,但是有条件限制的。

　　糖尿病患者尽量不要吃水果罐头或蜜制水果,但可以吃新鲜水果。水果多含葡萄糖、果糖、蔗糖、淀粉、果胶和水分。吃水果可导致血糖升高,血糖偏高时暂不吃,当空腹血糖<7.8毫摩尔/升,餐后血糖<10.0毫摩尔/升,HbA1c<7.5%时可适当选择进食桃、梨、橘子、柚子等含糖量低的水果,这样对你的身体有益无害。但尽量不要吃香蕉、柿子、红枣、山楂等含糖高的水果。糖尿病患者早餐后、午餐前的血糖是一天中较难控制的时段,因此建议:若能吃水果时,请选择在午、晚餐之间吃,晚餐相应减少主食。1个中等大小的苹果或橙子或桃子(约200克)需要减少25克主食,1个中等大小的香蕉(约150克)需要减少25克的主食,2个中等大小的猕猴桃(约200克)需要减少25克主食等,保证每日摄入的总热量不变。

20-4　糖尿病患者能饮酒吗? 不提倡

　　一般不提倡糖尿病患者饮酒,因为酒会提供额外的热量而无食物的营养素(1克酒精可产生7千卡热量,远远大于等量碳水化合物和蛋白质所含的热量),在未进食或进食很少碳水化合物时饮酒易发生低血糖,酒精还可诱发使用磺脲类或胰岛素治疗的患者出现低血糖。另外,醉酒的症状易与低血糖症状混淆,会给糖尿病患者带来更大危险。

　　除非血糖控制满意,并得到医生许可的情况下,才可在限量范围内选择含糖和酒精量低的酒,如淡啤酒或干红葡萄酒。控制酒精性饮料在碳水化合物中的比例。不要空腹饮酒。限量指不超过1～2份标准量/日(一份标准量为啤酒285毫升,生啤375毫升,红酒100毫升或白酒30毫升,约含10克酒精)。

20-5　吸烟对糖尿病患者有何危害

　　吸烟是糖尿病发生的危险因素之一。吸烟累积量越高,发生糖尿病的危险性越大。吸烟还是糖尿病并发症的"加速剂",如动脉粥样硬化、肾功能衰竭、足坏疽、骨质疏松等(被动吸烟者的健康同样受到烟草的威胁)。表现为血糖升高、心率增加、身体的氧气供应减少、上下肢血管狭窄、血脂水平异常、尿中钙的丢失增加。糖尿病患者若长期血糖偏高，容易产生因血管缩窄而引起的多种并发症。如果再吸烟的话，无异于雪上加霜，会使各种并发症概率大大增加。

戒烟可以降低癌症、心血管疾病、2型糖尿病、脑卒中的患病率和过早死亡率，降低不孕不育或生育低体重儿的风险等。

应劝诫每一位吸烟的糖尿病患者停止吸烟，这是生活方式干预的重要内容之一。

20-6　"饭不够,稀饭凑"是误区

有研究发现，等量大米煮成干饭和稀饭对糖尿病患者早餐后血糖有不同的影响。糖尿病患者早餐进食干饭后，餐后血糖较平稳，基本能达到较好的控制水平。早餐进食稀饭，餐后血糖明显升高，与相当量的葡萄糖对病人的升高血糖作用相似。因此，糖尿病患者要做到"能吃干的不喝稀的"。

20-7　市场上宣传的糖尿病食品(糖尿病面包、糖尿病饼干等)不可随意吃

市场上宣传的糖尿病食品(糖尿病面包、糖尿病饼干等)不可随意吃，其实无论面包还是饼干都是粮食做的，与馒头一样，只要吃下去就会在体内转化成葡萄糖导致血糖升高。这类食品适当使用可以改善单调的饮食口味，但绝对不会有降血糖的作用。每次食用后，应相应减少主食量，保证每日摄入总热量不变，以免引起血糖波动。

20-8　当心无糖食品的"甜蜜陷阱"

认识误区：

◎ 无糖食品不含糖,糖尿病患者可放心食用;

◎ 无糖食品不仅可以调节血糖,还有助降低血糖、减脂清肠。

无糖食品的食用原则：

◎ 无糖食品含有淀粉,也要计算热量;

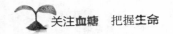
◎ 无糖食品不能代替药物；

◎ 人造甜味剂也有副作用，应在医生指导下使用；

◎ 发生低血糖时禁止用无糖食品急救。

20-9　广告说"蜂蜜和蜂王浆能降血糖"，我能服用吗？ 不能

蜂蜜和蜂王浆含高纯度的单糖，进食后血糖不但不会下降，反而会使血糖升高更快，因此不建议吃蜂蜜和蜂王浆。

20-10　莫依赖蜂胶，捡了芝麻丢了西瓜

警惕陷阱：

◎ 树胶摇身一变冒充蜂胶；

◎ 假冒蜂胶中添加降糖药。

提醒：

◎ 蜂胶有一定的降糖降脂作用，有抗病毒、杀菌和免疫调节作用，但不能代替降糖药物；

◎ 蜂胶市场供求失衡，真蜂胶数量少，要谨慎购买；

◎ 不要依赖蜂胶治疗糖尿病，应在医生的指导下科学治疗。

20-11　主食并不是吃得越少越好

主食是人体必需的碳水化合物，这类食物经胃肠吸收后，以葡萄糖的形式被人体吸收，葡萄糖是人体能量的重要来源，每日摄入主食以谷类为主，占碳水化合物总量的 2/3 左右为宜，不少于 50%，才有利于血糖的控制。

有些糖尿病友认为吃的越少越好，长期把主食控制在半两到一两，抑制了内源性胰岛素释放，使糖耐量减退；体内能源不足，就会动用体内脂肪和蛋白质的储备，引起体内脂肪、蛋白质分解过多（加重肝脏负担）而致身体消瘦、营养不良甚至产生饥饿性酮体；而且在饥饿的状态下，体内升血糖激素的分泌就会增加，还可能引起"低血糖后的反应性高血糖"，就是说主食吃少了还有可能

引起高血糖的情况。

另外,有些糖尿病友认为已经控制了主食量,从而对油脂、零食、肉蛋类食物不加控制,使每日总热量远远超过控制范围,而脂肪摄入过多易并发高脂血症和心血管疾病,使饮食治疗失败。

20-12 瓜子、核桃仁、杏仁等当零食吃不可取

25克带皮葵花子或15克核桃仁或15克杏仁各相当于1个油脂类食物交换份,可产生90千卡热量。此类食物的随意摄入会明显影响血糖,造成血糖波动。而脂肪摄入过多易并发高脂血症和心血管疾病。值得警惕!

20-13 "每日只吃粗粮不吃细粮"的想法是错误的

有些糖尿病友听说膳食纤维有降糖、降脂、通大便的功效,而粗粮含较多的膳食纤维对身体有利,因此就每日只吃粗粮不吃细粮,这样做违背了平衡膳食的原则。如果吃太多的粗粮,就可能加重胃肠的负担并影响蛋白质、一些微量元素等营养物质的吸收,长期如此容易造成营养不良,而对身体不利。无论吃什么食品都应该适度、平衡,选择主食应粗细搭配。

20-14 南瓜能降糖可以多吃,对吗

南瓜有很多种,能降糖的是日本的"裸仁南瓜",口感较脆,含较多的果胶纤维、维生素及微量元素。而中国的南瓜淀粉含量高,每100克南瓜中碳水化合物的含量约为4.6克,约350克生南瓜相当于25克大米或面粉产生的热量。南瓜不能随意大量食用,食用时必须相应减少主食量。

20-15 "多吃了食物只要加大降糖药就可以抵消掉"的想法是错误的

一些糖尿病友感到饥饿时就多吃饭,然后就加大服药剂量,误认

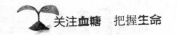

为饮食增加了多吃点降糖药就可以把多吃的食物抵消。事实上,这样不但使饮食控制形同虚设,而且大大加重了胰岛的负担,同时增加了低血糖及药物副作用发生的可能性,非常不利于病情的控制。

20-16 节日管住嘴,诱惑要抵住

1. 节日饮食总原则

控制总热量,规律饮食,避免油腻,切忌暴饮暴食。

2. 外出就餐小窍门

◎外出就餐油较多,用白开水把菜先涮一下再吃;

◎注意胰岛素的注射时间,避免低血糖发生。

3. 饮酒的要求——原则上不提倡饮酒

◎饮酒每日不超过1~2份标准量,最好每次饮酒1份标准量,即:

最好啤酒不超过285毫升;

葡萄酒不超过100毫升;

低度白酒不超过30毫升;

◎一份标准量约含酒精10克,相应减少主食20克。

4. 坚果、点心要适量

◎坚果类不要过量食用;

◎无糖糕点也不能多吃,要计入总热量中;

◎保健品不能随意吃,更不能替代药物,建议咨询医生。

注意:

15克坚果(15颗杏仁、15粒花生)≈10毫升油

吃核桃每次不超过3颗,带壳葵瓜子不超过25克(一小把)。

20-17 火锅吃法有讲究

1. 涮肉要熟透;

2. 火锅汤不能喝;

3. 清汤替代红汤;

4. 少量芝麻酱替代辣油;

5. 鸡肉、鱼肉替代牛、羊肉;

6. 注意搭配绿叶蔬菜;

7. 适量搭配豆腐和莲子;

8. 滋补锅底谨慎食用。

20-18　糖尿病患者吃柚子的注意事项

柚子是适合糖尿病患者的水果之一,但吃柚子时应注意:

1. 不能过量食用;

2. 合并高血压的糖尿病患者,在服用钙拮抗剂(抗高血压药)期间不要吃柚子;

3. 有高血脂的患者服用他汀类降血脂药期间莫吃柚子;

4. 正在服其他药的患者不宜吃柚子;

5. 柚子性寒,身体虚寒的人不宜多吃。

20-19　糖尿病患者能喝粥吗

可以喝,但需要减少米的分量,加一些杂粮和青菜,如小米、燕麦、菜叶等。另外,熬粥的时间也不宜过长,并在粥变稠前喝,此时的粥升糖指数并不高。

20-20　调味品"安全"吗

辣酱、甜面酱、麻酱里也有热量,吃的时候要特别注意。

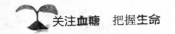

第五节　糖尿病的运动治疗
——合理运动、控制体重

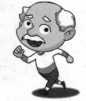

一、什么是运动

　　人们常常谈及运动,那究竟什么叫作运动呢?运动就是体育锻炼,是身体活动的一部分。身体活动包括两大类:生活活动和体育锻炼(即所谓的运动)。人在安静休息状态下耗能很少,而任何高于这种安静状态的耗能都可以称为身体活动。

　　运动是一种有计划、有意识的以维持和增强身体适应能力为目的而进行的身体活动。可以简单地分为3种形式,即有氧耐力运动、肌肉力量训练和关节柔韧性练习。

　　有氧耐力运动需要大量氧气参与运动中的能量供给,身体负荷中等,通常可以持续较长时间,如慢跑、游泳、做操、登山等等;肌肉力量训练主要是身体大肌肉群和对抗阻力运动,如哑铃、沙袋、健身器械等等;关节柔韧性练习主要通过关节的屈伸和旋转来保持和增加关节的生理活动范围和关节活动的稳定性,如呼啦圈、做广播体操

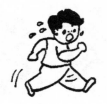
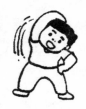

等等。

各种形式的适量运动都对身体健康有益,但不同形式运动的作用和效果有所差异。研究表明,有氧耐力运动可增进心肺功能,降低血压、血脂和血糖,增加胰岛素敏感性,提高骨密度,保持肌肉并减少脂肪,控制体重增加。长期保持适宜的有氧耐力运动,可以大大降低各种慢性非传染性疾病尤其是与代谢相关疾病、肿瘤的发病风险,延长寿命和提高生活质量。肌肉力量训练可促进心血管健康,维持体能,延缓身体运动功能的衰退,预防老年骨质疏松和骨折的发生。关节柔韧练习可以改善关节功能,预防运动损伤和提高老年人的生活质量。

生活活动则是除特意运动以外的任何身体活动,其范围非常广泛,比如散步、上下楼梯、骑车上下班、跳舞、洗衣服、刷牙、洗碗、收拾房间、拖地、浇花、遛狗等等,这些日常生活中不经意的动作都可以归为此类,但是同运动比起来,它所消耗的能量就要少得多了!

二、糖尿病的运动治疗

(一)合理运动对糖尿病患者的作用

◎ 促进血液循环;

◎ 缓解轻中度高血压;

◎ 有助于 2 型糖尿病患者减轻体重;

◎ 改善血糖代谢;

◎ 降低 1 型糖尿病患者胰岛素的用量;

◎ 降低低密度脂蛋白和甘油三酯,提高高密度脂蛋白;

◎ 减少血小板凝集因子,降低血栓形成的机会;

◎ 减少患心血管疾病的危险;

◎ 改善心肺功能,促进全身代谢;

◎ 增加肌肉的力量和灵活性;

◎ 使身材匀称,自我感觉健康有活力。

总之,规律的运动可以帮助你改善血糖、血压、血脂,减轻体重,增

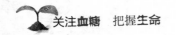
加胰岛素敏感性,改善心肺功能,增强社会适应能力,增进心理健康。

流行病学研究显示:坚持规律运动12～14年的糖尿病患者死亡率显著降低。

(二)运动的类型

运动分为"有氧运动"和"无氧运动"。你在运动时应采取有氧运动。

有氧运动是指强度小、节奏慢、运动后心脏跳动不过快、呼吸平缓的一般运动,如散步、打太极拳等。

无氧运动是指强度大、节奏快、运动后心脏跳动每分钟可达150次左右,呼吸急促的剧烈运动,如快跑、踢足球等。

(三)运动总原则

循序渐进,量力而行,持之以恒。

(四)运动的适应证

◎病情控制稳定的2型糖尿病:血糖平稳,无低血糖,无严重并发症;

◎体重超重的2型糖尿病:运动可以降低体重;

◎稳定的1型糖尿病:血糖平稳,无低血糖,无严重并发症;

◎稳定期的妊娠糖尿病:血糖平稳,无低血糖,胎儿稳定。

(五)运动的禁忌证

◎血糖>14～16毫摩尔/升或血糖波动较大;

◎明显的低血糖症;

◎合并各种急性感染;

◎合并糖尿病急性并发症;

◎严重糖尿病肾病;

◎严重糖尿病足;

◎严重眼底病变;

◎伴有心功能不全、心律失常,且活动后加重;

◎新近发生的血栓;

◎高血压未被控制;

◎经常出现脑供血不足症状。

(六)运动方式

表 2–16 根据患者的年龄、病情程度、身体情况、爱好和环境等选择不同的运动

运动种类	举例	持续时间	消耗热量
最低强度运动	散步 购物 做家务	30 分钟	90 千卡
低强度运动	跳交谊舞 做体操 平地骑车 打桌球 打太极拳	20 分钟	90 千卡
中强度运动	爬山 平地慢跑 打羽毛球 上楼梯	10 分钟	90 千卡
高强度运动	跳绳 游泳 举重 打篮球	5 分钟	90 千卡

(七)运动频率和持续时间

◎运动持续时间:从每次 5 分钟逐渐增加到 30 分钟;

◎每周运动频率:从 1 次逐渐增加到 5 次;

◎几个月后,运动时间每周至少达到 150 分钟,分 5 天进行,每次运动 30 分钟。

注意:即使进行少量的体力活动,如每天 10 分钟,也是对身体有益的!

(八)运动强度

简易计算法:运动时保持脉率(次/分)=170－年龄。

自身感觉:周身发热、出汗。不要大汗淋漓或气喘吁吁,能说话、却不能唱歌。

(九)运动时机

1. 推荐时机(此时血糖较高,运动时不易发生低血糖)。

从吃第一口饭算起,在饭后 1 小时左右开始运动。

运动时机要相对固定,如每次都是在晚餐后或早餐后运动。

2. 不适当的运动时机

◎不要空腹做运动;

◎不要在正午阳光暴晒时运动;

◎不要在寒冷的早晨运动;

◎不要在早晨浓雾还未散去时运动。

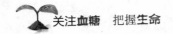
（十）运动注意

首先,你需要在专业人员指导下进行运动,因为不适当的运动会增加低血糖的发生率,加重糖代谢紊乱。

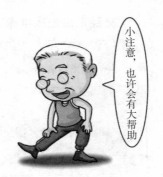

1. 运动前注意

◎ 视自身情况制订运动计划,最好每天坚持运动;

◎ 选择宽松、轻便、透气性强的衣服;

◎ 应选择合脚、舒适的运动鞋和较厚的棉袜;

◎ 带必要的护具,如护踝等;

◎ 选择安全、宁静、环境优美的场地运动;

◎ 运动前应先进行低强度热身;

◎ 运动前监测一次血糖:>14.0毫摩尔/升时不可运动,<5.6毫摩尔/升时应加餐;

◎ 随身携带糖果和糖尿病急救卡;

◎ 胰岛素使用者——一定要在医生的指导下运动!

运动前将胰岛素注射在腹部,避免肢体活动使胰岛素吸收加快、作用加强而易发生低血糖;

如果运动量较大,可适当减少运动前的胰岛素(尤其是短效胰岛素)注射剂量,也可在运动前及运动中间适当进食;

胰岛素泵使用者不宜做剧烈、较大幅度的运动,以免泵管脱出,较好的运动方式为散步和做四肢关节的轻柔动作。

2. 运动中注意

(1)注意身体的感受

◎ 注意心率变化及感觉,以掌握运动强度;

◎ 如出现口渴,可少量喝些温水,不要大量喝凉水,以免增加心脏和胃肠道负担。

(2)不适情况的处理

◎ 如出现低血糖现象可立即服用随身携带的糖果;

◎若出现乏力、胸闷、憋气以及腿痛等不适,应立即停止运动,原地休息;

◎夏季运动避免中暑,一旦出现中暑症状,应立即到阴凉通风处坐下,喝些凉盐开水,呼吸新鲜空气。

注意:以上情况如不缓解请及时就医!

3. 运动后注意

◎运动后监测一次血糖:掌握运动强度和血糖变化的规律,如出现低血糖,可适当降低运动强度;

◎检查双脚:有无红肿、青紫、水疱、血疱、感染等;

◎注意运动后的感觉:若出现持续性疲劳、运动当日失眠、运动后持续性关节酸痛等不适,则表示运动量过大;

◎长时间大运动量的运动结束后饭量也需适当加大,如郊游、爬山等。

4. 其他注意事项

◎运动可引起食欲增加,应合理安排进食及运动时间;

◎结伴出行,告知同伴低血糖的处理措施;

◎注意饮水,如无法随身带水,可在运动前喝一杯水,运动后再喝一杯;

◎告知家人运动地点;

◎随身携带糖尿病急救卡和糖果;

◎切记不要赤脚走"石子健康路"。

◎避免进餐时运动;

◎避免餐后立即做中等以上强度运动;

◎不要睡醒后立即运动;

◎服药或打胰岛素后不要立即运动。

三、做多少运动才合适

根据对相关研究的专业文献进行归纳和总结,日本厚生劳动省发表了《为了增进健康的运动指南 2006(运动指南 2006)》,在其中明确了身体活动的基准值是每周 23 个活动量,其中运动的基准值是每周 4 个活动量。

中国营养学会在《中国居民膳食指南》(2007)中特别强调了加强身体活动,并建议(健康成年人)每天累计各种活动,达到相当于 6000 步的活动量,每周约相当于 4 万步。

那究竟我们应该按照什么标准来掌握适合自己的运动量呢? 如何为自己量身定做一张最适合自己的运动处方呢!

运动处方自己定:

请准备一支笔,只需要 20 分钟就能帮助你开出一张最适合你现在情况的运动处方。

运动处方的制定简单分为四个步骤。

第一步:算一算你现在的身体活动量有多少?

拿起笔来,填写下面这张表:

	活动内容						活动量(Ex)		
	项目	持续时间	项目	持续时间	项目	持续时间	生活活动	运动	合计
星期一									
星期二									
星期三									
星期四									
星期五									
星期六									
星期日									
合计									

请参照附录五各种运动的代谢当量,算一算你自己一周的活动量有多少。

第二步:对你现在的体能进行评价。

为了选择和你体能相适应的运动,需要再对你的体能做一个简单的评价,为了方便起见,选用了耐力和力量两个指标作为代表。

1. 耐力的评价

耐力方面,选择了代表性的项目,即全身耐力的评价方法来进行说明。

(1)按照自己感觉有点吃力的速度快步走 3 分钟,测量此间的距离。

(2)用这个距离(米)对照表 2-17,评价出你的耐力。

(3)这个距离超过了表中按你的性别年龄所对应的数字,说明你的耐力基本上达标了。

(4)反之,你的体能就没有达标。

温馨提示:

◎ 有慢性病的人请咨询医生后,安全地进行评价。

◎ 感觉有强烈膝关节疼痛和强烈腰痛时请不要进行评价。

◎ 避免在酷暑和酷寒的天气里进行评价。

表 2-17 不同性别、年龄的人步行距离与耐力评价

		20 岁	30 岁	40 岁	50 岁	60 岁
男性	3 分钟步行距离(米)	375	360	360	345	345
	步行速度(米/分)	125	120	120	115	115
女性	3 分钟步行距离(米)	345	345	330	315	300
	步行速度(米/分)	115	115	110	105	100

2. 肌肉力量的评价

肌肉力量方面,特别是下肢容易受年龄增长的影响,因此,采用对下肢肌肉力量进行评价的方法。

(1)如图 2-14 所示,背部伸直坐在椅子上,双手交叉放在胸前,站起时以膝盖不弯曲为标准,重复进行坐下起立 10 次,用秒表记录下所用的时间。

温馨提示:

◎ 使用不易移动的结实的椅子;

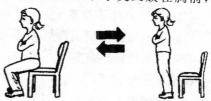

图 2-14 下肢肌肉力量评价

◎光脚或者穿低跟的鞋；

◎注意呼吸不要屏气；

◎感觉有强烈膝关节疼痛和强烈腰痛时请不要做。

（2）用记录下的时间（秒）对照表2-18，评价出你的肌肉力量。坐下时臀部没有贴到椅子或者站立时膝盖弯曲则不能计入次数。

（3）如果这个时间与表中按你的性别年龄所对应的"普通"或者"较快"相符，说明你现在的肌肉力量基本上达标。

（4）反之，你的肌肉力量就没有达标。

表2-18　不同性别、年龄的时间与肌肉力量评价

年龄（岁）	男　性			女　性		
	较快	普通	较慢	较快	普通	较慢
20～39	<6	7～9	>10	<7	8～9	>10
40～49	<7	8～10	>11	<7	8～10	>11
50～59	<7	8～12	>13	<7	8～12	>16
60～69	<8	9～13	>14	<8	9～16	>17
70～	<9	10～17	>18	<10	11～20	>21

（资料来源于日本早稻田大学福永研究室）

第三步：身体活动量目标的设定。

综合《为了增进健康的运动指南（运动指南2006）日本》和《中国居民膳食指南》（2007）中的运动建议，我们建议的身体活动量目标是：一般健康成年人每周保持2～3个活动量的身体活动，折算为快步行走6000步/天或者中速步行8000～10000步/天，其中要保证每周4个活动量的运动，相当于快步行走60分钟。

1. 关于身体活动量

首先要根据制定运动处方第一步中的评价结果判断你现在的身体活动量和目标相差多少。未达标的人首先要在日常生活中增加步行和骑车等生活活动，可以利用计步器计算步数，掌握达标与否。对于已达标的人也不能放松，因为我们提供的身体活动量建议只是一个底线，既然已经达标，就要在维持现况的基础上，做些与自己体能

相适应的运动,以求增强体能。

2. 关于运动量的达标

同样,根据制定运动处方第一步中的评价结果判断你现在的运动量是否达标。若是没有运动习惯的人,先从每周 2 个活动量开始,并循序渐进地增加,向每周 4 个活动量努力,最终达标。对于那些已经达标的人,可以根据自己的体能状况,向更高的活动量进军,并且可以针对自己体能各个方面的缺陷去选择相应的锻炼方式。但是,在运动时尤其要注意量力而行,过于剧烈的运动大大超出自己的体能范围就容易造成运动损伤,这样的话就得不偿失了。

第四步:选择和自身体能情况相适宜的运动。

针对体能所包含的各种内容,有不同的运动方式,你可以根据制定运动处方第二步中所评价的情况,选择你需要增强的体能项目,有针对性地进行相关的锻炼和运动。这里仅简单以耐力和力量为例加以说明。

1. 提高身体耐力

快步走、慢跑、骑车、跳有氧操、游泳、球类、跳舞等是适合提高耐力的运动,其中最简便可行,也最容易掌握的要数快步走了。具体要领是:挺胸抬头目视前方,肩部放松背伸直,胳膊自然弯曲成直角,随着步伐前后大幅度摆动,腿伸直步幅尽量大,脚着地的顺序是先后跟再脚掌(图 2 - 15)。

但是,要注意不要勉强做那些感觉很吃力的运动,虽然那些运动可以很好地提高耐力,但若掌握不好分寸,很容易造成运动损伤。可以选择稍感吃力的运动,这样既提高了耐力,又能避免损伤,还是以快走为例说明什么程度的运动是"稍感吃力"。

◎ 比平时走得快;

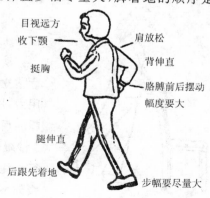

目视远方
收下颚
挺胸
肩放松
背伸直
胳膊前后摆动
幅度要大
腿伸直
后跟先着地
步幅要尽量大

图 2 - 15　快步走要领

◎有些气喘,但能保持微笑;

◎可以较正常地说话,但不能唱歌;

◎在心里产生怀疑自己能否坚持很长时间;

◎走 5 分钟左右就开始出汗,10 分钟左右感觉小腿有些酸痛。

2. 提高肌肉力量

提高肌肉力量的运动也有很多种,例如哑铃、举重、健身器械等等。你可以选择到健身房找专业的健身教练进行力量训练,也可以就在家中或办公室利用有限条件进行简单的力量训练。下面为大家推荐几种在家中就能完成的肌肉力量训练的运动。

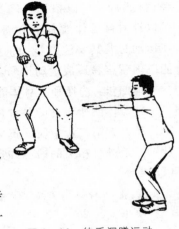

图 2-16　徒手深蹲运动

(1)徒手深蹲运动(锻炼大腿正面以及腰背部肌肉)

动作要领:双脚按"八"字形站开步幅与肩同宽,背伸直,脚尖同膝盖方向一致,用 3 秒时间缓慢弯曲膝盖成直角,保持此姿势 1 秒,然后用 3 秒缓慢恢复原姿势。膝盖不能超过脚尖,眼睛不能向下看(图 2-16)。

(2)臀部运动(锻炼大腿正面以及腰背部肌肉)

动作要领:找一靠背椅,双手扶椅背站立,背伸直,腰部不动,向臀部下方用力,用 3 秒时间缓慢从脚后跟开始将腿向后抬起,保持此姿势 1 秒,然后再用 3 秒缓慢放下,如此左右腿反复交替进行。注意上半身不要向前倾斜,抬脚时腰部不要扭动,并不能把身体的重量加在椅子上(图 2-17)。

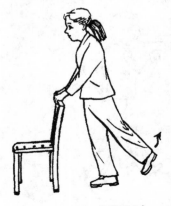

图 2-17　臀部运动

（3）俯卧撑（锻炼胸部和腕部肌肉）

动作要领：膝盖以稍微弯曲状贴近地板，两腕以和地板垂直的状态伸直（肘部稍微弯曲），两手间的距离比肩宽，手指略向内侧放置。慢慢弯曲肘部，保持此姿势1秒，然后慢慢恢复原状（注意此时腰部不要扭动）（图2-18）。

以上三种运动基本覆盖了全身主要大肌肉群，可以根据自身

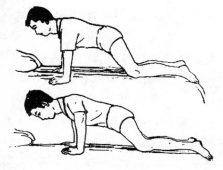

图2-18　俯卧撑

情况加以组合运用。另外，如何掌握力量运动的量呢？这就要参考制定运动处方第二步中评价结果来确定了，其三种评价结果分别对应上述练习的运动次数如下：

"较慢"→上述3个动作各做10次为1组，每周5～6组；

"普通"→上述3个动作各做20次为1组，每周5～7组；

"较快"→上述3个动作各做30次为1组，每周5～7组；

对自己的肌肉力量没有自信的人，最多按照"普通"的标准来做。

四、运动处方举例

（一）预防代谢综合征举例1：30～40岁白领男性——"坐公车，快步走"

案例：李先生，男，35岁，某外资企业中层管理人员。工作忙，应酬多，体重增加了25千克（身高1米76，从原来的68千克变成现在的93千克），小腹也是不知不觉地凸显出来了。体检时，被医生告知"正站在代谢综合征的门口"，因此下定决心控制体重。

针对李先生的具体情况，医生给出的运动小处方是：改开车上下班为坐公共汽车或地铁，利用车站到公司和家两头的距离，采用快步走来增加健身活动量。具体如下：

快步走（代谢当量为4MET）30分钟/天，5天/周。4×30/60×5

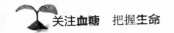
＝10Ex

3 个月过去了,李先生惊喜地发现腰围减少了 4 厘米,体重减轻了 5 千克,体能比以前较大改观,减肥的信心大增,准备在现有活动量基础上再增加每周 1 小时健身房运动。

(二)预防代谢综合征举例 2:50～60 岁中年男性——"多干家务,常爬山"

案例:老王,男,55 岁,某中学教师。老王教书 30 多年了,平日抽不出时间来锻炼身体,也不会做什么运动。现在逐渐从教学一线退下来了,眼看就要退休了,体检发现血脂、胆固醇和血压都挂了红灯,B 超提示脂肪肝。医生诊断为"代谢综合征",因此下定决心减轻体重,健康地享受晚年。

针对老王实际情况,医生开出的运动小处方为:平日里增加一些例如打扫、拖地、擦窗户、买菜等家务,每周去爬一次山。具体如下:

1. 做家务(以稍费力为度)(代谢当量为 3MET)60 分钟/天,5 天/周:$3 \times 60 \div 60 \times 5 = 15Ex$

2. 轻装爬山(代谢当量为 7.5)40 分钟/周:$7.5 \times 40 \div 60 \times 1 = 5Ex$

半年后,老王的腰带比以前紧了两个扣,体重也减轻 6 千克,体能也比以前有较大改观,体检复查发现脂肪肝程度有所好转,血脂和血压也较半年前明显下降,胆固醇和血脂水平都已恢复正常范围。为了巩固成果,老王自觉地准备学习打羽毛球,准备每天晚饭后再打 1 小时羽毛球。看来运动已经改变了老王的不良生活习惯,为他带来了健康,可以开始好好享受他即将到来的退休生活了。

(三)向往活力四射的生活:30～40 岁白领女性——"每周好好运动一次"

案例:张女士,30 岁,某外企白领,每周工作 5 天,有偶尔轻微运动。工作中,整天对着电脑,一坐就是一天,老是觉得肩膀酸痛,特别容易疲劳。以往也试过很多减肥方法,算是比较标准的体重,但是到医院检查时发现体脂含量为 30%,骨密度检查提示现在的骨密度只是正常水平的 75％。

张女士由于工作原因，运动少，以往快速减肥时又没有注意健康，导致骨密度下降明显，体检时体脂含量高实际并不是因为脂肪多了，而是因为缺乏合理锻炼，肌肉比例少了，导致体脂相对增高。

针对这一情况，医生开出的运动小处方为：每周好好运动一次，主要进行针对肌肉的训练。具体如下：

1. 有氧运动

大步走，80 米/分，20 分钟：$3.3 \times 20 \div 60 \times 1 = 1.1Ex$

逐渐延长至 30 分钟：$3.3 \times 30 \div 60 \times 1 = 1.65Ex$

肌肉力量增强后，加快速度为快步走 30 分钟：$4 \times 30 \div 60 \times 1 = 2Ex$

2. 肌肉训练七个项目（每个项目 10～15 次）：20 分钟 $3 \times 20 \div 60 \times 1 = 1Ex$

待肌肉训练逐渐习惯后采用下列任一方式增加负荷：

（1）1 个项目做 15～20 次（做 30 分钟）：1.5Ex

（2）全部项目做 2 遍（做 40 分钟）：2Ex

3. 体操 15 分钟

运动量从合计 2Ex 开始，3 个月后增加到 4Ex，虽然每周只运动一次，但是只要效果好，同样能达到每周 4Ex 的运动量。

半年后，张女士恢复了往日的活力，步态轻盈，肩膀痛的老毛病发作频率也大大减少，生活又充满了活力。

（四）渴望恢复苗条身材：40～60 岁更年期妇女——"练好肌肉不腰痛"

案例：赵女士，48 岁，家庭主妇，去年开始步入更年期。家里饮食结构不合理，饭菜总是很油腻，体重从结婚时的 55 千克增加到现在的 76 千克。更年期到了，总感觉浑身没力气，走路也容易腰痛，体检发现有"代谢综合征"和缺钙的表现。为帮助赵女士适应更年期的改变，减少代谢综合征的风险，医生建议她去运动减肥。

赵女士原先的活动量：除了去小区的菜市场买菜，基本不出门，在家打扫卫生、收拾屋子等较轻的家务劳动每天 30 分钟,合计身体活动量为 $3×30/60×7＝10.5Ex$,比健康标准差了一半还多。针对这一情况,考虑到赵女士基本没有健身运动,而且又步入更年期,骨骼钙吸收开始下降,需要进行一些肌肉训练来预防骨质疏松。

医生开出的运动小处方为:进行肌肉训练和关节柔韧练习,具体如下:

1. 走出去:每天饭后散步(普通速度)30 分钟:$3×30/60×7＝10.5Ex$

2. 每周一、三、五上健身房,骑健身车 20 分钟:$4×20/60×3＝4Ex$

3. 每周二、四、六在家 10 分钟深蹲运动和腹肌仰卧起坐运动:$4×10/60×3＝2Ex$

每周总的活动量:

生活活动量:$10.5＋10.5＝21Ex$

运动活动量:$6Ex$

5 个月后,赵女士体重减轻了 5 千克,腰围减少了 5 厘米,腰痛的毛病很少再犯了,体检血糖、血脂等指标也有下降的趋势,很多朋友都夸她变苗条变漂亮了,生活又充满了活力。

五、糖尿病合并并发症患者的运动

(一)糖尿病视网膜病变患者的运动治疗

1. 禁忌:无氧、摇撼、高冲击或闭气用力的运动。

2. 不建议从事

◎有阻力的运动,如举重、潜水等;

◎头部低于腰的动作(血压易上升);

◎使心跳加速致收缩压超过 180 毫米汞柱的运动。

3. 建议

轻度:可选择中、低强度的有氧运动,避免举重等屏气活动;

中度:可选择中、低强度的有氧运动,避免头部向下等用力活动；

重度：有眼底出血的危险，需严格限制运动。建议仅做一些低强度运动。如果进行激光治疗后，病情稳定了，才可以进行一些中强度运动。

4. 运动时特别注意以下事项

◎ 做好眼部的防护：日光强烈或冬季雪地里，应佩戴防护镜；

◎ 选择适合的场地：地面平坦，光线充足，建议在室内进行；

◎ 避免剧烈运动：防止剧烈震荡引起眼底新生血管破裂和视网膜脱落。

（二）糖尿病心血管疾病患者的运动

1. 具备以下标准之一的患者有潜在心血管疾病高风险

◎ 年龄大于 35 岁；

◎ 2 型糖尿病病程大于 10 年；

◎ 1 型糖尿病病程大于 15 年；

◎ 存在冠状动脉疾病的其他任何危险因素；

◎ 有微血管病变（增殖性糖尿病视网膜病变或肾病，包括微量白蛋白尿）；

◎ 外周血管病变；

◎ 自主神经病变。

2. 有潜在心血管疾病高风险的患者的运动治疗

（1）首先评估：运动引发的缺血反应，缺血的阈值，运动引发心律不齐的机会及左心室的收缩功能。

（2）运动禁忌：应限制强度（以预防长时间收缩压＞180 毫米汞柱），避免上半身运动。

（3）运动建议：以周期性下肢运动为主（散步、慢跑及骑自行车）。

◎ 轻度供血不足：选择中、低强度的有氧运动，避免举重等屏气的无氧活动；

◎ 偶有心绞痛或陈旧心梗：可选择步行、做操、打太极拳等低强度运动；

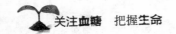
◎频繁心绞痛或急性心梗：应避免运动。

注意：运动时要带好急救药品，如硝酸甘油！

（三）糖尿病足患者的运动

1. 什么是糖尿病足

糖尿病足是指因糖尿病血管病变和（或）神经病变和感染等因素，导致糖尿病患者足部组织破坏的一种病变（图2-19），是糖尿病最严重的和治疗费用最高的慢性并发症之一，严重者可能导致截肢。糖尿病足的 Wagner 分级法如表2-19所示。

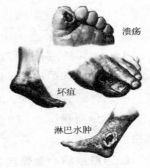

图 2-19 糖尿病足

表 2-19 糖尿病足的 Wagner 分级法

分级	临床表现
0级	有发生足溃疡的危险因素，目前无溃疡
1级	表面溃疡，临床上无感染
2级	较深的溃疡，常合并软组织炎，无脓肿或骨的感染
3级	深度感染，伴有骨组织病变或脓肿
4级	局限性坏疽（趾、足跟或前足背）
5级	全足坏疽

2. 糖尿病足不同时期的运动选择

0级：此时运动可与未发生糖尿病足时相同，但应减少运动量；不要等到出现肢体疼痛或者走路困难时再停止运动；运动前检查鞋中是否有异物，以防出现血疱、水疱、鸡眼等。

1级：活动度可比糖尿病足0级更轻一些，避免血疱、水疱擦破，防止鸡眼、冻伤等损伤，尽量避免患侧肢体受力。

2级：尚可轻度活动，以健侧肢体活动为主。患侧肢体不要承重，以免造成挤压，使感染灶沿肌腱扩散。

3、4、5级：病人以坐位或床上运动为主，不宜站立时间过长。

3. 神经病变足（无知觉足）

◎ 选择合适的鞋；

◎ 每次运动前要注意检查鞋内有无异物；

◎ 鞋内有无破损；

◎ 运动后，要仔细检查足部有无红肿或受压的痕迹（图 2 - 20），如果有，说明鞋不合适；

◎ 一旦发现皮肤破溃，应及时到医院就诊；

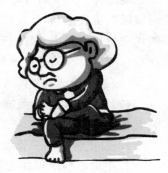

图 2 - 20　检查足部

◎ 有足畸形或足肿胀时尤其要注意，决不能赤足或穿凉鞋运动，以散步为宜，不宜选择较剧烈的运动。

4. 血管病变足

◎ 适当的运动可以改善下肢和足的血液循环，但要注意保护足；

◎ 运动后如出现下肢疼痛，提示血管病变较重，应及时到医院就诊；内分泌科下肢动脉多普勒检查可早期筛查下肢血管病变，协助早期诊断，早期治疗血管病变足。

◎ 如果足部有坏疽、急性溃疡合并感染、严重神经病变，应卧床，不能行走；

◎ 有慢性溃疡但没有感染时，在使用特殊的鞋或鞋垫，以保证溃疡处不受到压迫的情况下，应该适当运动。

◎ 患者应戒烟：吸烟后可加快心率，促进动脉硬化，增加血液黏稠度等，并易发生心肌梗死、动脉硬化性闭塞症等与高血压相关的心血管及周围血管并发症，所以此患者应戒烟。

◎ 建议进行间歇性锻炼，最佳选择是"走路—休息—走路"的运动方式，即 3 分钟行走后休息 1 分钟，然后再走 3 分钟。行走的距离和时间的设计应以不发生疼痛为前提。

（四）糖尿病周围神经病变患者的运动

1. 周围神经病变患者的运动治疗

周围神经病变可导致足部保护性感觉缺失。严重周围神经病变时应限制负重运动；反复使用感觉迟钝的双足运动，最终会导致足部溃疡和骨折。我内分泌科的感觉阈值测定可以早期筛查糖尿病神经病变，早期治疗，防患于未然。

(1)禁忌的运动：长时间行走、慢跑、爬楼梯等。

(2)推荐的运动：游泳、骑自行车、划船、坐式运动、手臂的锻炼及其他非负重的运动。

2. 自主神经病变患者的运动治疗

自主神经病变可能会限制患者的运动能力，并且在运动中会增加心血管不良事件的风险；

自主神经病变患者在剧烈运动后更容易发生低血糖或高血压；

不管何种程度的自主神经病变，都不只是观察心率，还要观察血压，不要做低头弯腰的运动，比如打网球等；

这些患者在体温调节方面存在障碍，应避免在过冷或过热的环境中运动，并注意多饮水。

(1)禁忌：负重、过度伸展的运动、重复性运动、慢跑(因脚部受压比走路大)、跑步机、长时间的走路、上楼梯等。

(2)建议：每日做活动关节的运动。游泳及骑自行车是最好选择。平衡感若未消失，可进行快步行走。

运动前后尤其要注意检查足部是否有损伤或起水泡。

(五)糖尿病脑梗死患者的运动

急性期：避免活动；

亚急性期：必要的床上局部活动和尽可能地做被动活动，且需要家属协助完成；

慢性恢复期：针对需要加强(尤其是瘫痪部位)的功能进行训练，必要时用辅助器械。

(六)糖尿病肾病患者的运动

1. 禁忌：不鼓励从事高强度或费力的运动。

2. 建议：从低强或是以间歇性的运动开始，如快走、游泳、骑自行车或轻的重量训练,适度的有氧运动开始慢慢逐渐加强。

3. 糖尿病肾病病友在病情允许的情况下可以适度地运动:

◎ 轻微蛋白尿:可进行中低强度运动;

◎ 中度蛋白尿:可进行低强度运动。

4. 当出现以下症状时禁止运动:

◎ 持续大量的蛋白尿;

◎ 反复出现水肿;

◎ 血压控制不良;

◎ 严重的肾功能不全、尿毒症。

(七)糖尿病高血压患者的运动

有规律的有氧运动可降低高血压患者的收缩压 5～15 毫米汞柱,舒张压 5～10 毫米汞柱。

高血压患者要适量做一些有氧运动,切忌太剧烈,要根据自己的身体状况,决定运动种类、强度、频度和持续运动时间。例如慢跑、游泳、骑自行车与散步都是很好的运动。

轻度高血压患者,可以通过长期的有氧运动达到血压正常,血压较高的的患者最适合的是散步。

活动方式可采用行走(中等速度步行:走 1000 步大约需要 10 分钟,每小时大约能走 6 公里,大约消耗能量 300～400 千卡)或采取松弛疗法:通过调身、调心、调息等方式达到心静气和的目的,发挥人体自我调节和自我控制的作用。可采取瑜伽、气功、太极拳等,运动频度一般要求每周 3～5 次,每次持续 30～60 分钟。

设计运动方案时必须限制运动强度,防止收缩压超过 180 毫米汞柱。尽量不做举重及需要屏气的运动,避免上半身及手臂运动太剧烈,促使血压上升,故推荐下肢运动。

(八)糖尿病合并骨质疏松的运动

1. 运动方式

(1)选择有氧耐力运动,如慢跑、快走、骑车等,不宜选择高强度短时间的运动;

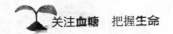
（2）适当进行肌力的训练，如哑铃；

（3）进行平衡和灵活性训练是预防跌倒的重要运动方式，如体操、舞蹈、太极拳等。

2. 运动量：逐渐增加，严重骨质疏松患者可进行间歇运动。

3. 场地：特别注意场地的平整，预防跌倒，尽量在阳光充足的地方运动，但不要选择在正午。

4. 不适情况处理：一旦出现骨痛、抽筋等症状，应立即休息，若无缓解则应及时就医。

六、1型糖尿病患者的运动

此型患者胰岛素严重缺乏，在运动时肝糖原输出明显增多，而葡萄糖利用并不增加，导致血糖升高，病情加重，严重时诱发酮症。故在设计运动方案时，必须谨慎选择运动项目和合适的运动强度，一般以低强度运动为宜，持续时间也不超过30分钟。

1. 1型糖尿病患者若无严重并发症或急性感染，应在胰岛素控制病情、血糖稳定后方可进行适当的体育锻炼。

2. 运动时间应选择在注射胰岛素或进食后1小时为宜，每周不少于3次，每次15～30分钟。

3. 应从短时间的轻微活动开始逐渐延长活动时间和提高运动强度，一般不超过中等强度。

4. 运动项目可选择散步、健身操、太极拳、跳舞及平地骑自行车等。

小贴士 21

21-1　关于运动的几个概念和名词

下面介绍几个最基本和实用的有关运动的概念：

（一）代谢当量（metabolic equivalent，MET）

代谢当量是用来表示运动"强度"的单位，以人体安静状态时的单位时间(小时)的能量消耗作为1个代谢当量(1MET)。以此为基准,各种运动的耗能与此相比较就能知道各种运动强度的大小,MET值越大的运动,其耗能就越多,如普通的步行相当于3MET,慢跑6MET,登山7.5MET等等。

(二)活动量(exercise,Ex)

活动量是用来表示身体活动的"量"的单位,是用身体的活动强度(代谢当量)乘以该活动持续的时间(小时)得来的。因此,越是强度高(MET值大)的身体活动达到1个活动量(Ex)所需要的时间就越短。

例如,普通步行(3MET)持续1小时,其活动量为:3代谢当量×1小时=3个活动量;慢跑(6MET)持续半小时,其活动量为:6代谢当量×0.5小时=3个活动量。可以看出普通步行1小时和慢步跑半小时的活动量是相同的,也就是说这两者所消耗的能量是相同的。

(三)体能(physical fitness,PF)

体能也可称为"体适能",指的是身体适应各种活动和环境的能力;分为一般体能和特殊体能。特殊体能指各种运动员等特殊人群完成相应运动项目或者特殊任务的能力;而与我们健康关系更为密切的是"一般体能",它是包括身体组成、心血管功能、关节灵活性和柔韧度等生理基础,以及由此发展而来的身体力量、速度、耐力、敏捷性、准确性、协调性、平衡性、韧性等各种适应活动和环境需要的能力,不仅有身体因素,还包括了各种情绪和心理因素。

(四)能量消耗量

能量消耗量可由下面列出的简易公式方便地换算,你将在为自己量身定做的运动处方中用它。

能量消耗量(千卡)=1.05×活动量(Ex)×体重(千克)

其中:活动量(Ex)=代谢当量(MET)×时间(小时)

例如,一个70千克的人,游泳(代谢当量为6MET)1小时能量消耗为1.05×6×1×70=1441千卡。

我们换一个例子将会有更加惊人的发现:

一个体重A千克的成人,安静休息(即代谢当量为1MET)1小时,他的能量消耗是多少?

不难算出,能量消耗为:$1.05 \times 1 \times 1 \times A = 1.05A \approx A$(千卡)

也就是说,某人进行了 1 个活动量的活动所消耗的能量在数值上近似地等于他自身的体重,这为我们计算运动所消耗的能量提供了巨大的方便。只要知道自己的体重、某些运动的代谢当量和运动时间,就能很快地算出这项运动能够帮助你消耗多少能量,请大家牢记这一点,将为你制作自己的运动处方和衡量身体活动是否达标带来极大的方便!

21-2 运动应科学

不要认为洗衣、买菜、做饭,家里家外地忙活,觉得运动量就够了,其实动是动了,但是不科学,所以效果肯定不好。科学运动提倡的是有氧运动,如步行、游泳、骑自行车、跳健身操等。

21-3 运动后注意迟发低血糖的发生

运动可加强肌肉细胞对能量的利用。运动开始阶段,细胞的能量来自肌糖原和循环中的葡萄糖。15 分钟之后,人体开始利用肝糖原以及氨基酸糖异生所产生的糖;运动 30 分钟后脂肪酸成为主要的能源;人体需要 4~6 小时来重新合成肌肉和肝脏中的储备糖原。剧烈运动之后,这一过程可能需要 12 小时,甚至 24 小时。因此,对于 1 型糖尿病一定不能忽视运动之后病人有迟发低血糖的危险。服用磺脲类药物的病人如果进行剧烈而长时间的运动,也有发生低血糖的危险。下午长时间大量运动夜间可能会发生低血糖。长时间大量运动时,应每 30 分钟加次餐。

21-4 并非运动量越大、运动时间越长越好

糖尿病友进行运动疗法切不可操之过急,运动要合理适量。对于经常参加运动的病友可以增加运动量或适当延长运动时间。但对于平时很少运动或基本不运动的病友,开始进行运动疗法时,一定要

循序渐进从小运动量开始,逐渐增加运动量或延长运动时间。长时间大量运动易疲劳,不利于长期坚持,还可能出现高血糖或运动后低血糖,对血糖的平稳控制不利。

每次运动时间因运动强度不同而不同,下面是平均消耗 90 千卡热能的不同强度运动的持续时间。

最轻运动:散步、购物、做家务等,持续 30 分钟;

轻度运动:跳交谊舞、做体操、平地骑车、打桌球、打太极拳等,持续 20 分钟;

中度运动:爬山、平地慢跑、打羽毛球、上楼梯等,持续 10 分钟;

强度运动:跳绳、游泳、举重、打篮球等,持续 5 分钟。

21-5　运动前进食碳水化合物量参考表(表 2-20)

表 2-20　运动前进食碳水化合物量参考表

血糖值(毫摩尔/升)	4.5～5.5	5.5～10	10～14.0	≥14.0
轻度运动	10～15 克	0	0	0
中度运动	20～30 克	10～15 克	0	不宜运动
强度运动	50 克	20～30 克	10～15 克	不宜运动

21-6　运动后有时会使血糖升高,运动后需休息 15～20 分钟再测血糖

运动时,骨骼肌的活动可以消耗血中的葡萄糖,所以低到中等强度的运动可在运动中和运动后降低血糖水平。同时运动时会使肝脏输出大量的葡萄糖,高强度的运动可在运动中和运动后一段时间内增高血糖水平,从而导致血糖的升高。所以运动后需休息 15～20 分钟再测血糖。

21-7　不宜做运动的情况

高血压—不举重屏气!

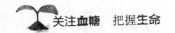

周围血管病变—走路（3分钟）—休息（1分钟）—走路（3分钟）。
视网膜病变—不举重、不潜水、头不低于腰！
周围神经病变—避免过度伸展、不负重！

七、控制体重,避免肥胖

(一)控制体重的重要性

评价身体是否健康的一个重要方法就是测量体重（图2-21）。可以说,体重是与体温、呼吸、脉搏、血压一样重要的生命指征。体重从宏观角度代表了人体成分的总和。换言之,体重实际上反映了人体重要成分（包括水分、脂肪、肌肉、骨骼等）的多少;体重的异常（肥胖或消瘦）往往成为众多疾病的导火索,而体重的异常改变（短期内急剧增加或降低）则可在某种程度上提示体内

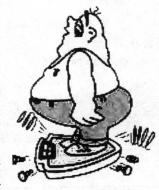

图2-21　评价体重

某种疾病的产生和发展。因此,维护自己的健康,要从控制自己的体重开始!

(二)什么是肥胖

肥胖就是指人体内有过多的脂肪堆积,即身体脂肪量超出正常范围,从而可能引起人体生理功能异常或造成身心功能及社交障碍的一种状态。肥胖不只是外观的问题,而是一种慢性疾病,其可分为单纯性肥胖和继发性肥胖。

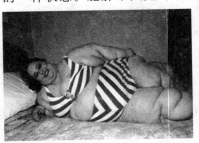

图2-22　肥胖患者

1. 单纯性肥胖

无内分泌疾病或找不出引起肥胖的特殊病因的肥胖症为单纯性肥胖。单纯性肥胖者占肥胖症总人数的95%以上。肥胖儿童中约99%以上属于单纯性肥胖。

2. 继发性肥胖

主要指由于继发于某种疾病所引起的肥胖，一般均有明显的疾病因素可寻。其包括的范围较广，如下丘脑病变引起的肥胖、垂体病变或甲状腺功能减退症引起的肥胖等。

小贴士 22

何为中心性肥胖

中心性肥胖是多种慢性疾病的重要危险因素之一。肥胖症患者的一般特点为体内脂肪细胞的体积和数量增加，体脂占体重的百分比（体脂％）异常增高，并在局部过多沉积。如果脂肪主要在腹部积蓄过多，被称为"中心性"或"向心性"肥胖，对健康的危害很大。

（三）如何判断肥胖与否

说起胖的问题，常常碰到两种情况，有人其实并不胖，却总是嫌自己"胖"，想尽办法减"肥"；有人体重已经超过正常，仍旧认为自己不胖，颇为自得。其实，胖与不胖不能单凭感觉，而需要客观的诊断标准。医学上，体重标准是根据体重对健康和疾病的影响制定的。这种影响主要指与肥胖有关的糖尿病、高血压、高血脂、心脏病、肿瘤等疾病的发生风险。

算一算，看看你是否是胖子，请在下面的方法中选择一个：

1. 理想体重法

理想体重，又称标准体重，这个数值反映了在人群中当体重维持在这个数值时，人群的死亡率都是最低的。我国目前计算成人理想体重的方法常用以下两种：

（1）理想体重（千克）＝身高（厘米）－105——适用于成年男性

理想体重（千克）＝［身高（厘米）－100］×0.85——适用于成年女性

理想体重（千克）＝身高（厘米）－100——适用于身高不满150厘米者

（2）理想体重（千克）＝［身高（米）］^{2}×22.2——适用于成年男性

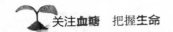
理想体重(千克)＝[身高(米)]²×21.9——适用于成年女性

理想体重百分比(％)＝实际体重(千克)÷理想体重(千克)×100％

表 2-21　理想体重法体重判定标准

理想体重百分比	判定结果
＜80％	消瘦
80％～90％	偏轻
90％～110％	合理
110％～120％	超重
＞120％	肥胖

2. 体重指数法(Body Mass Index, BMI)

BMI(千克/米²)＝体重(千克)÷身高(米)÷身高(米)

表 2-22　体重指数法体重判定标准

体重指数	判定标准
≥28.0	肥胖
24.0～27.9	超重
18.5～23.9	合理
＜18.5	消瘦

3. 腰臀比法(WHR)

腰臀比＝腰围(厘米)÷臀围(厘米)

腰围测量：站立，用软尺在肋下缘与髂前上脊连线中点处绕腹部一周。

臀围测量：站立，用软尺在臀部最突出处绕臀部一周。

内脏脂肪——非常重要的心血管危险因素！

腰臀比越高——增加心血管危险！

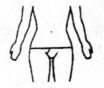
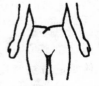

臀围测量　　　　　腰围测量

图 2-23　腰围、臀围测量

WHR 通常用于描述体型(图 2-24)。梨形体型好于苹果体型。

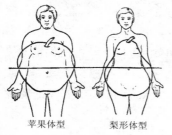

图 2-24 体型

判定标准:

成年男性:腰围>90 厘米,或腰臀比>0.9,为中心性肥胖。

成年女性:腰围>85 厘米,或腰臀比>0.8,为中心性肥胖。

(四)肥胖的危害

肥胖对人体健康的危害很大,体内脂肪过剩尤其是腹部脂肪过多的中心性肥胖,可引起高胰岛素血症和胰岛素抵抗,从而继发高血压、冠心病、糖耐量减低、糖尿病、高甘油三酯血症、高尿酸血症、动脉粥样硬化等疾病(图 2-25)。

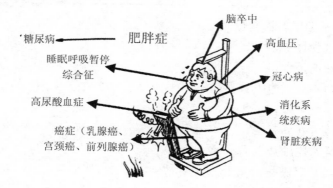

图 2-25 肥胖的危害

肥胖不但有害于个人健康,而且对社会经济的发展也有着很大的障碍。在我国,经济改善后引起肥胖人群迅速增加,同时医药费用也大幅度增加,给个人和社会带来了很多直接或间接的经济负担。

(五)为什么人会发胖

肥胖发生的原因主要是摄入的能量超过消耗的能量,导致多余的脂肪储存起来,而影响能量平衡的因素可包括饮食、运动、生活习惯、疾病、药物及遗传等。

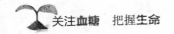

1. 能量摄入过多,即经常食用能量密度高的食物

能量密度是指单位体积(或单位重量)的食物所产生的能量。能量密度高的食物有油炸食品及奶油制品等,因为这类食物含有较多的脂肪。1 克脂肪提供的能量是 9 千卡,1 克碳水化合物提供能量 4 千卡,1 克蛋白质提供能量 4 千卡,如 100 克面粉制成的馒头是 160 克,可提供 360 千卡能量,可是炸成油条后重量为 162 克,提供的能量会高达 626 千卡。再看下面的对比(表 2 - 23):

表 2 - 23 能量对比

油饼 400 千卡/100 克	烧排骨 389 千卡/100 克
烧平鱼 329 千卡/100 克	炸薯条 300 千卡/100 克
馒头 220 千卡/100 克	炖排骨 192 千卡/100 克
蒸鲈鱼 127 千卡/100 克	拌土豆丝 70 千卡/100 克

2. 不健康的饮食行为

◎ 进食过快;

◎ 睡前进食;

◎ 边看电视边吃零食;

◎ 不吃早餐;

◎ 经常在外就餐;

◎ 经常吃油炸食品;

◎ 经常吃快餐。

小贴士 23

不吃早餐不但不能减轻体重反而容易引起体重增加,甚至影响健康

第一,空腹时身体内储存能量的保护功能增加,使摄入的食物更容易被吸收,也容易形成脂肪。

第二,不吃早餐是发生胆囊结石的主要诱因之一。正常人的胆固醇均匀地与胆盐、磷脂一起溶解在胆汁里,进食后随胆汁排入胃肠道而发挥消化作用,人体摄入食物后 4～5 小时胆汁就会被排空,所以

三餐间隔时间一般为4～5小时。如果不吃早餐,前一夜晚饭距离第二天午餐达十几个小时,这期间胆囊基本上不蠕动,久而久之使胆汁常滞积于胆囊内,胆汁中的胆固醇浓度就会增高,达到"超饱和"状态而析出沉淀,逐渐长成结石。

第三,不吃早餐使人体在上午没有充足的能量,大脑缺氧缺能量而无法正常工作。

第四,一日两餐,由于饥饿感加强,容易导致食量过多,摄入的能量增加。

第五,经常不吃早餐的人,血糖过低,身体易疲劳,敏感性减弱,反应迟钝,记忆力减退,工作起来萎靡不振,容易发生交通事故或工伤事故。

3. 身体活动不足

◎ 体育锻炼少;

◎ 静态活动时间过长(看电视、使用电脑、看书、报纸等);

◎ 乘车时间或频率的增加代替步行和骑车;

◎ 体力性娱乐活动减少。

4. 社会经济文化因素

◎ 交通的便利;

◎ 方便的购买高能量、高脂肪的食物;

◎ 在外就餐的机会增多;

◎ 公共运动场所减少;

◎ "以胖为福"传统文化观念;

◎ 高脂肪、高能量食品广告的泛滥。

(六)怎样控制肥胖

生活方式的改变包括膳食结构的调整(即摄入量的减少)和运动量的增加,这是适合所有超重和肥胖患者的治疗措施,所以在金字塔图形中所占比例最大(图2-26)。

药物治疗是针对单纯使用生活方式改变疗法无效的患者。

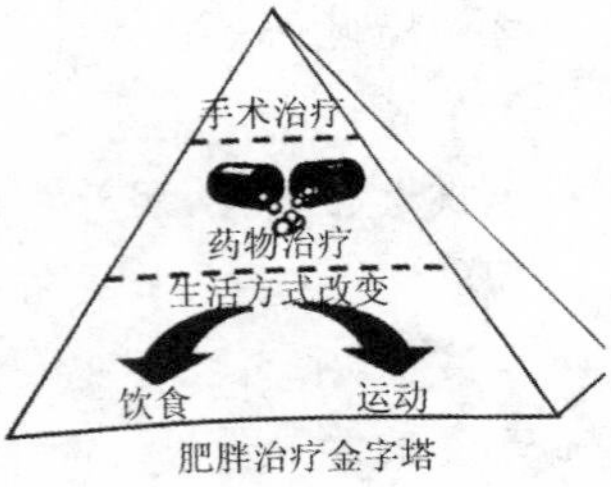

手术治疗适合严重肥胖而其他治疗方法均无效的患者。该方法适用范围比较小,是治疗肥胖患者最后考虑的措施。

(七)减肥七步走

第一步:了解什么是良好的饮食习惯,养成十大良好的饮食习惯帮你减肥。

肥胖治疗金字塔

图 2 - 26　肥胖治疗金字塔

1. 少量多餐

减体重过程中饥饿感较强,难以忍受,可将每日总食量分为 4～6 次甚至更多次摄入,早餐不吃太多,节省下来的部分在上午 9～10 点补充。中午的食量也减出一部分,在下午的 3～4 点之间可加用 1 个水果。

少量多餐是减肥者行之有效的办法,但要注意千万不要多量多餐!

2. 细嚼慢咽

肥胖或超重者多是快食者,食物在嘴里得不到充分的咀嚼就被送进胃里,致使饭量增加。细嚼慢咽,使食物与唾液充分混合,可使营养的消化吸收率提高,而每口食物均咀嚼 20 次以上,你的体重就有望下降了!

3. 蒸煮替代煎炸

煎炸食物含有过多的脂肪,使你不经意中摄入了过多的能量,往往使你减肥失败。将煎炸食物换作蒸煮食物,食物品种未变,能量可少多了。

烹调油尽量选择植物油,但不可过量食用,每天以 30 克以内为宜。

4. 粗细搭配

粗粮中含有较多的膳食纤维,可预防体重增加,还会防止便秘,而肥胖者多有便秘存在。但不能一味地食用粗粮,粗细搭配是最好的选择。

每天 2 份粗粮,3 份细粮,你的主食搭配就理想了!粗粮如燕麦、小米、紫米、高粱米、玉米碴子等。

5. 少脂肪多蔬菜

减肥者多半谈脂肪色变,但大多数食物中都或多或少地含有脂肪,想躲是躲不开。导致肥胖的原因是能量的总摄入大于消耗,并不是脂肪本身的缘故,所以不能拒绝脂肪,只要注意不过量进食,合理选择不同类型的脂肪即可。肉类尽量选择低脂肪的瘦肉,去油去皮,每周吃 1～2 次水产品,禽肉类去皮,牛、羊肉多采用炖和煮的烹调方法,不要天天吃猪肉,更不要经常吃灌肠肉制品。

奶类可以选择低脂和脱脂牛奶代替全脂牛奶。

日常生活中要尽量多食用蔬菜,以增加饱腹感。蔬菜类尽量多选择叶类和茄果类或者有色的蔬菜,根茎类蔬菜以凉拌或炝为好,这样可保证每天的膳食纤维摄入量为 30 克左右。

6. 抵制坚果、零食的诱惑

减肥过程中最害怕经不住美食的诱惑,尤其有饥饿感时经常会想到吃各式各样的零食,如薯片、饼干、糖果、蜜饯、巧克力、冷饮、甜点心、膨化食品、坚果等。

坚果类食品如核桃、杏仁、花生、腰果等含脂肪较多,不可过量食用。可适当食用水果。水果应选择含糖量较低的水果,如橙子、苹果、猕猴桃、樱桃、葡萄等。

7. 多饮水

水对身体有益,又可充填胃部。

8. 停止夜食及饮酒

睡前饮食,易使大量的能量被积蓄而转化为脂肪,容易引起肥胖。因此,要杜绝夜宵。

酒类主要含有乙醇,不含其他营养素,1 毫升乙醇可产热 7 千卡能量,饮酒常常导致摄入的能量过多而使减肥失效。

9. 外食妙招

在外出进食时,应多选择低能量及高膳食纤维的食物,如蔬菜、水果等,若没有控制地进食过量,可在下一餐减少进食量或禁食,以

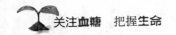
达到全天能量摄入的总平衡!

10．坚持就是胜利

每天都坚持良好的饮食习惯和进食量的控制,一定能达到理想的体重!

第二步:决定每天应该吃多少。

要想弄明白每天应该吃多少,也就是进食量,要弄懂两方面的问题:全天的总摄入量和主副食如何搭配。

一般来说,一个肥胖者每天需要多少能量,也就是全部的总摄入量应向医生、营养师咨询,但是,可以参考饮食治疗章节将每日能量供给量计算出来。

如何确定具体的减体重或减能量的目标呢?请看下面的等式:

减轻体重(脂肪)1 千克＝减少 9000 千卡的能量摄入

9000 千卡的能量÷(600～900)千卡/天

＝15～10 天(实现目标)

但是,不能无节制地限制能量,一般规定男性每天能量的摄入低限为 1500 千卡,女性为 1200 千卡,这对维护减肥者的身心健康具有重要的意义。

第三步:走出误区。

误区一:迅速减肥。

肥胖治疗的目的是使体重控制在比较理想的范围内,不必苛求太快的减重速度,一般来说,在饮食控制开始后的 1～2 个月,可减重 3～4 千克,此后可与运动疗法并用,保持每月减重 1～2 千克,这样可获得比较理想的治疗效果。短时间内快速减重,一方面实现比较困难,另一方面可能损害肥胖者的身心健康。

误区二:少吃主食才能减肥。

一说减肥很多人就马上联想到要少吃主食,因为主食中主要含有碳水化合物,而碳水化合物又是主要的供能物质。确实,不吃主食或少吃主食的减重方法免除了在减肥过程中饥饿难耐之苦,使很多减肥者趋之若鹜。而且,这种方法最吸引人之处在于它能使体重在短期内快速减轻——无论成人还是青少年。在使用这种方法减肥初期，机体由于没有充足的碳水化合物供应，于是分解肝内糖贮备，使水分大量流失。因此，初期的体重减轻主要由于水分流失，而并不是体脂的减少。因此，盲目地不用主食或减少主食是不可取的。此外，如果严格限制主食，脂肪分解产生酮体，出现酮症，表现为恶心、头晕、无精打采、食欲减退等；长期少吃主食会造成食物中膳食纤维、B族维生素及部分微量元素摄入减少，从而增加某些癌症危险性。所以，不提倡依靠不吃或减少主食的方法来减重。

误区三：不吃脂肪才能减肥。

许多想减肥的朋友谈脂色变，在日常饮食中拒绝脂肪。其实，大多数食物都或多或少地含有脂肪，想躲是躲不开的。油脂是人体需要的营养素之一，它为生命活动提供所要的能量，是构成各种细胞生物膜的结构成分，是维持正常生长发育和生理功能所需要的。导致肥胖的原因是能量的总摄入大于消耗，并不是脂肪本身的缘故。只要注意不过量进食，在美味佳肴面前能把握住自己，并没有必要拒绝脂肪。

误区四：不吃早餐。

有人认为不吃早餐可以减肥，其实，不吃早餐不但不能减轻体重反而容易引起体重增加，因为空腹时身体内储存能量的保护功能增强，使摄入的食物更容易被吸收，形成脂肪而贮存。此外，一日两餐，由于饥饿感加强，容易导致食量过多。因此，一定要吃早餐。一般来讲，起床后活动半小时吃早餐最为适宜，早餐食物可选择粗粮制作的主食、牛奶、鸡蛋、豆类制品等，一方面保证足够的能量和优质蛋白质的摄入，另一方面限制了一定量的脂肪。

误区五：水果减肥。

许多人认为多吃水果可以减肥，因为水果富含纤维素，几乎不含脂肪和蛋白质，所以经常拿水果来代替正餐。其实水果并非能量很低的食物，由于味道甜美很容易吃得过多，相对来说，减少了其他食物的摄入，将会导致摄入的营养素失衡，同样危害减肥

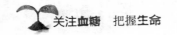
者的健康。

第四步：学会拟定减肥食谱。

总体原则是要遵循食物品种多样，少油、少煎炸、多蔬菜、多水果等，奶制品最好选择脱脂奶。减肥食谱可以参考饮食治疗章节制定。

第五步：确定运动量及方式。

在实施饮食控制的同时也必须辅助运动治疗法、行为疗法等其他治疗方法。若仅以饮食疗法治疗肥胖，常常会在治疗开始后的1～2个月出现体重减轻停滞不前的适应性现象。适当控制饮食加体力活动有利于长期保持减轻体重不反弹。如何确定运动量呢？包括三个方面，即运动方式、运动强度及运动时间的确定。

1. 运动方式

采用一些既增加能量消耗又容易坚持的有氧运动项目，也可采用力量运动和柔韧性训练。

有氧运动：如快走、慢跑、上下楼梯、跳绳、打球、游泳、骑自行车、登山等，可更多地消耗脂肪，达到控制体重的效果；

力量性运动：可采用哑铃、杠铃以及其他的沙袋、器械等进行；

柔韧性训练：包括各种伸展性活动。

2. 运动强度：介绍代谢当量(metabolic equivalent, MET)

代谢当量是用来表示运动"强度"的单位，以人体安静状态时的单位时间的能量消耗作为1个代谢当量。以此为基准，各种运动的耗能与此相比较就能知道各种运动强度的大小，MET值越大的运动，其耗能就越多。如普通的步行相当于3MET，慢跑相当于6MET，登山相当于7.5MET等等。

人体的活动量是用身体的活动强度(代谢当量)乘以该活动持续的时间(小时)得来的。例如，普通步行(3MET)持续1小时，其活动量为：3代谢当量×1小时＝3个活动量。慢跑(6MET)持续半小时，其活动量为：6代谢当量×0.5小时＝3个活动量。

可以看出普通步行1小时和慢跑半小时的活动量是相同的，也就是说这两者消耗能量是相同的。具体 MET 值参见附录五。

3. 运动时间

运动时间的确定与所需要消耗的能量有关。

能量消耗量(千卡)＝1.05×活动量×体重(千克)

其中：活动量＝代谢当量(MET)×时间(小时)。

例如，一个 70 千克的人，游泳(6MET)1 小时能量消耗为 1.05×6×1×70＝441 千卡。

每天安排进行体力活动的量和时间应按减体重的目标计算，对于需要亏空的能量，一般多考虑采用增加体力活动量和控制饮食相结合的方法，其中一半应该通过增加体力活动的能量消耗来解决，其余一半可由减少饮食总能量和减少脂肪的摄入量以达到需要亏空的总能量，即饮食一半，运动一半。

例如，肥胖者，女性，35 岁，身高 1.56 米，体重 64 千克，BMI 为 26.3，计划将体重减轻至 58 千克，即需要减 6 千克，并拟在 2 个月内达到减体重目标。

分析：该女士需每月减体重 3 千克，每周需减体重 0.75 千克，则每天需要亏空能量 750 千卡，由增加运动量以消耗 375 千卡。376÷64÷1.05＝5.6(MET)

参考附录五，拟定以下减肥方案：

在办公室工作步行 30 分钟：2×0.5＝1(MET)；

散步 30 分钟：3×0.5＝1.5(MET)；

带孩子玩 30 分钟：2.5×0.5＝1.25(MET)；

清扫地毯地板 30 分钟：3.3×0.5＝1.65(MET)；

合计 5.4(MET)。

为其设定的活动处方是在原有活动量的基础上每天在办公室工作增加步行 30 分钟，下班回家后带孩子玩 30 分钟，每天增加散步 30 分钟，清扫地毯、地板 30 分钟。

值得一提的是，运动量宜循环渐进，开始时每天运动的时间可以是 30 分钟，也可分散运动，分散的运动时间可以累加，两周后逐渐增

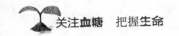
至 60 分钟。坚持每天锻炼,每周至少运动 5 天才可起到控制体重或减轻体重的作用。

温馨提示:最好的运动方式就是慢跑、快走,尤其是中老年人。

第六步:调整行为。

减肥者往往是知道很多的理论知识不知如何落实到行动上,或一想到减肥就兴致勃勃地准备采取行动,却很难坚持,所以行为疏导和心理疗法是必要的。也就是说要制订切实可行的计划,才会更容易达到目标,不会半途而废。相信你一定会战胜肥胖,生活得多姿多彩。

1. 制定一个具体的目标

例如,需要在 1 个月内减轻 2 千克,在制定体力活动目标时,以"每天走路 30 分钟或每天步行 5000 步"代替"每天活动"的模糊目标。此外,建立一系列短期目标,例如开始时每天走路增加 30 分钟,逐步增加 45 分钟,然后到 60 分钟。

2. 制定一个可行的计划

如最初的计划要比较易于实现,需要的时间、精力比较少。因为如果最初所需要的时间和精力太多,会引起不感兴趣的感觉,半途而废的可能性比较大。

计划中可包括第一周每天减 1 两主食,每天走路 20 分钟,则第二周再减半两肉食,增加走路到 30 分钟等。

3. 时常提醒减肥建议

为了建立节食意识,每餐不过饱,可将医生给予的减肥建议置于家中显眼处,或贴于某一经常使用的笔记本前,总之可以经常无意识地看见,便可提醒自己在减肥,增加减肥的成功率。建议可包括:细嚼慢咽;减少暴饮暴食;挑选脂肪含量低的食物等。

4. 监测体重

每周测一次体重,也可以每天测量,但测量体重太频繁也可能因为每天体重变化不大而减少减肥的信心。测量体重需要保持在一天中同一时间进行,而且与上次衣着相同。

5. 控制情绪化饮食

"把痛苦溺死在食物里。"当我们遇到不高兴的事情时,总会这样自我安慰。不仅如此,当我们感到无聊、压力太大时,也会不自觉地想吃东西,这对减肥非常不利。一定要控制情绪化饮食,可参考下列方法:

当你遇到开心的事情时,如升职等,不一定非得饱餐一顿,可寻找适当的替代方式,如逛街或郊游;

当你精神紧张和压力感很强时,不一定要手持爆米花看电视,可以出门快走放松自己;

当你感到无所事事而想吃东西时,可以选择需要花很多时间和精力才能吃得到的食物,比如需要剥皮的坚果类食品。

第七步:坚定信念、持之以恒。

减体重不可操之过急,如果体重减轻速度太快对身体健康不利,可能会引起相关疾病,因此,最好控制在 1 千克/周以下。减体重的目标主要是使体重有效地降低并能长期维持理想体重,一般建议在 6 个月内使体重减少原体重的 10%左右,再根据自身的耐受情况和体重减轻的效果实施长期的减体重计划。

减体重是个长期而漫长的过程,只要你拥有减肥的信念,按照科学的方法控制体重,坚持不懈,你就会赢得完美的体型,健康的体魄,生命的光彩。

小贴士 24

降低体重＝减少心血管疾病

体重降低 10 千克就等于死亡风险降低 20%～25%,血压(收缩压/舒张压)降低 10/20 毫米汞柱,心绞痛症状减少 91%,运动耐量增加 33%,甘油三酯降低 30%,糖尿病患者空腹血糖降低 30%～50%和糖化血红蛋白降低 15%(相对)。

第六节　合理的药物治疗——达标的关键

高血糖的药物治疗多基于导致人类血糖升高的两个主要病理改变——胰岛素抵抗和胰岛素分泌受损。

一、选择口服降糖药——要合理进行

饮食运动治疗是控制 2 型糖尿病高血糖的基本措施,如患者有典型的症状或有严重的高血糖,饮食和生活方式改变很难使血糖控制达标,应及时采用药物治疗。

不同药物的作用机制各异(图 2 - 27)。

口服降糖药——根据作用效果的不同分为:

促胰岛素分泌剂(磺脲类、格列奈类、DPP - 4 抑制剂);

非促胰岛素分泌剂(双胍类、噻唑烷二酮类、α -糖苷酶抑制剂)。

(一)选择口服降糖药的原则

1. 口服降糖药是 1 型糖尿病患者(使用一定量胰岛素后,血糖仍控制不好的)的辅助治疗手段;

2. 2 型糖尿病患者一般首选口服降糖药;

3. 并不是所有的 2 型糖尿病患者都需要口服降糖药,对于那些体形非常瘦的人,口服降糖药的效果较差,应使用胰岛素;

4. 口服降糖药不能代替饮食控制、体育锻炼和减少体重的作用;

5. 不同口服降糖药的作用途径不同,有时需要将不同种类的降糖药联合应用,和(或)与胰岛素合用;

6. 所有的口服降糖药都应经过医生的处方；

7. 服用时一定要遵医嘱，按时按量，不要自行停药或随意改变口服药物的种类或药量。

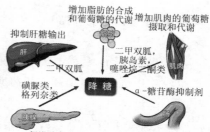

图 2 - 27 药物不同，作用机制各异

（二）适合口服降糖药的人群

1. 10 年以下一直有高血糖的 2 型糖尿病患者；

2. 有正常体重或腹部肥胖的患者；

3. 愿意遵循健康饮食方案的患者；

4. 自身还能分泌一些胰岛素的患者。

（三）常用口服降糖药物的分类及作用机制（表 2 - 24）

表 2 - 24　常用口服降糖药物的分类及作用机制

口服降糖药的分类	作用机理	常用药物
双胍类药物	通过减少肝脏葡萄糖的输出而降低血糖	盐酸二甲双胍
磺脲类药物	刺激胰岛 β 细胞分泌胰岛素，增加体内的胰岛素水平	格列本脲、格列美脲、格列齐特、格列喹酮、格列吡嗪等
α-糖苷酶抑制剂	抑制碳水化合物在小肠上部的吸收，降低餐后血糖，并通过餐后糖负荷的改善而改善空腹血糖	阿卡波糖、伏格列波糖
噻唑烷二酮类药物	通过促进靶细胞对胰岛素的反应而改善胰岛素的敏感性	马来酸罗格列酮、盐酸吡格列酮
格列奈类药物	通过刺激胰岛素的早期分泌有效降低餐后血糖，具有吸收快、起效快和作用时间短的特点	瑞格列奈、那格列奈
二肽基肽酶-4（DDP - 4）抑制剂	通过抑制 DDP - 4 而减少 GLP - 1 在体内的失活，增加 GLP - 1 在体内的水平。GLP - 1 以葡萄糖浓度依赖的方式增强胰岛素分泌，抑制胰高血糖素的分泌	西格列汀、沙格列汀、维格列汀

(四)主要口服药介绍

1. 双胍类

(1)代表药物：盐酸二甲双胍。

(2)作用机理：减少肝脏葡萄糖的输出；改善外周胰岛素抵抗。

(3)降糖特点：

糖化血红蛋白下降 1%～2%，可使体重下降；

可减少肥胖 2 型糖尿病患者心血管事件的发生和死亡率；

是 2 型糖尿病患者控制高血糖的一线用药，联合用药中的基础用药。

(4)安全性：

单独使用不会导致低血糖；

与胰岛素或促胰岛素分泌剂联合使用时可增加低血糖发生的危险性；

主要副作用为胃肠道反应；

罕见的严重副作用为诱发乳酸酸中毒；

禁用于肝肾功能不全、严重感染、缺氧或接受大手术的患者。

2. 磺脲类

(1)代表药物：格列本脲、格列美脲、格列齐特、格列吡嗪、格列喹酮。

(2)作用机理：属于促胰岛素分泌剂，刺激胰岛 β 细胞分泌胰岛素。

(3)降糖特点：

糖化血红蛋白下降 1%～2%；

是控制 2 型糖尿病患者高血糖的主要用药。

(4)安全性：

2 型糖尿病患者，特别是针对老年患者和肝、肾功能不全者，使用不当可能导致低血糖发生；可导致体重增加。

特别提醒：各种磺脲类药物在体内作用强度和时间不同，请遵医嘱，不要自行选药！

3. 噻唑烷二酮类

(1)代表药物：马来酸罗格列酮、盐酸吡格列酮。

(2)作用机理：通过增加靶细胞对胰岛素作用的敏感性而降低血糖。

(3)降糖特点：糖化血红蛋白下降 1%～1.5%。

(4)安全性：

单独使用时不会导致低血糖，但与胰岛素或促胰岛素分泌剂联合使用时可能增加发生低血糖的风险；

常见副作用是体重增加及水肿；

可能增加骨折和心衰发生的风险；

因罗格列酮的安全性问题尚存在争议，在我国受到了较严格的限制。

4. 格列奈类

(1)代表药物：瑞格列奈、那格列奈、米格列奈。

(2)作用机理：通过刺激胰岛素的早期分泌而降低餐后血糖。

(3)降糖特点：

糖化血红蛋白下降 0.3%～1.5%；

吸收快、起效快、作用时间短；

餐前即刻服用，可单独使用或与其他降糖药物联合应用（磺脲类除外）。

(4)安全性：

常见副作用是低血糖和体重增加，但低血糖的发生频率和程度较磺脲类药物轻。

格列奈类是我国指南推荐的 2 型糖尿病的一线用药，其中瑞格列奈与二甲双胍合用具有协同作用。

瑞格列奈安全性、耐受性良好：

◎ 低血糖不良反应罕见（药品说明书：低血糖发生率 0.01%～0.1%）；

◎ 肾脏安全性良好（FDA/EMEA/SFDA 批准无任何肾脏禁忌证）；

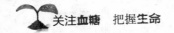

◎不增加体重(低血糖相关进食↓＋不形成高胰岛素血症)；

◎胃肠道不良反应罕见(FDA 药品数据库：其发生率与安慰剂相当)。

5. α-糖苷酶抑制剂

(1)代表药物：阿卡波糖、伏格列波糖、米格列醇。

(2)作用机理：通过抑制碳水化合物在小肠上部的吸收而降低餐后血糖。

(3)降糖特点：

糖化血红蛋白下降 0.5%～0.8%,适用于以碳水化合物为主要食物成分和餐后血糖升高的患者；

不会增加体重,且有使体重下降的趋势；

可与磺脲类、双胍类、噻唑烷二酮类或胰岛素合用。

(4)安全性：

常见不良反应为胃肠道反应,服药时从小剂量开始,逐渐加量是减少不良反应的有效方法；

单独服用本类药物通常不会发生低血糖；

合用 α-糖苷酶抑制剂如果出现低血糖,治疗时需使用葡萄糖或蜂蜜,而食用蔗糖或淀粉类食物纠正低血糖的效果差。

温馨提示：和第一口饭一同嚼碎后服用效果最佳!

6. DPP-4 抑制剂

(1)代表药物：西格列汀、沙格列汀和维格列汀。

(2)作用机制：通过抑制 DPP-4 而减少 GLP-1 在体内的失活,增加 GLP-1 在体内的水平。GLP-1 以葡萄糖浓度依赖的方式增强胰岛素分泌,抑制胰高血糖素分泌。

(3)降糖特点：

糖化血红蛋白下降 1.0%。

不增加体重。

(4)安全性：

单独使用不增加低血糖发生的风险；

在有肾功能不全的患者中使用时应注意遵医嘱减少药物的剂量。

小贴士 25

25-1 "如果因为某些原因而忘记吃降糖药,那么下次吃饭前与下一次的药物一起吃就可以了"的想法是错误的

降糖药的服用应该是定时定量,如果将两次的药物并在一起吃,就会使这次的药量过大,容易引起低血糖,同时增加了药物副作用发生的可能性,非常不利于病情的控制。

25-2 "血糖控制正常了就不吃药不打针了"的做法是错误的

已经用药的糖尿病患者血糖控制正常了,就不吃药不打针了,结果血糖很快回升。糖尿病可以控制,但不能根治。多数中晚期糖尿病患者都必须长期服药或打针治疗。血糖控制正常时说明目前方案正合适,应继续此方案治疗,绝不能停药。

25-3 未正规治疗,盲目求治带来恶果

糖尿病越来越多,随之而来的治疗糖尿病的广告满天飞,还有少数穿着白大褂的"推销员"借讲课、咨询等活动,专捞糖尿病患者的钱。有些糖尿病友存在"根治糖尿病"的侥幸心理,乱投医、乱用药,以致耽误了最佳治疗时期。

二、胰高糖素样多肽 1(GLP-1 受体激动剂) ——新一代降糖药

(1)代表药物:利拉鲁肽和艾塞那肽(均需皮下注射)。

(2)作用机理:通过激动 GLP-1 受体而发挥降低血糖的作用。

以葡萄糖浓度依赖的方式增强胰岛素分泌,抑制胰高血糖素分泌,并能延缓胃排空,通过中枢性地抑制食欲而减少进食量。

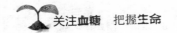

(3)降糖特点：

利拉鲁肽可使糖化血红蛋白下降 1%～2%,艾塞那肽使糖化血红蛋白下降 0.8%;

可单独使用或与其他口服降糖药联合使用;

有显著降低体重和收缩压的作用。

(4)安全性：

单独使用不明显增加低血糖发生的风险;

常见胃肠道不良反应如恶心,多为轻到中度,主要见于初始治疗时,随治疗时间延长逐渐减轻;

有胰腺炎病史的患者禁用。

三、胰岛素治疗——要勇于接受

(一)应何时开始胰岛素治疗

1 型糖尿病患者发病时,终生需胰岛素替代治疗;2 型糖尿病患者经过较大剂量多种口服降糖药联合治疗后,糖化血红蛋白仍大于7.0%时,就可以考虑启动胰岛素治疗;对新发病并与 1 型糖尿病鉴别困难的消瘦的糖尿病患者,应把胰岛素作为一线治疗药物;在糖尿病病程中(包括新诊断的 2 型糖尿病患者),出现无明显诱因的体重下降时,应尽早使用胰岛素治疗。早期胰岛素强化治疗可迅速缓解高糖毒性,逆转胰岛素 β 细胞功能,改善胰岛素抵抗。

走出胰岛素初始治疗的误区：对胰岛素治疗"谈虎色变";一旦注射,会终生依赖;是最后的"救命稻草"。

其实呢,胰岛素是你身体的自然物质,所以注射它既没有毒性也不会成瘾。胰岛素是一种蛋白质分子,口服就会被胃肠道消化,失去药物作用。所以要想补充胰岛素就必须通过皮下注射。

胰岛素的注射和普通打针不一样,针头细,药量小,如果你使用专业设计的胰岛素注射装置就更方便了,此装置简单易学,医院内分泌科的医护人员会免费教会你正确使用。专用针头极细极小,如内分泌科现在使用的 BD 新型 31G×5 毫米(32G×4 毫米)超细超短型笔用针头，无须捏起皮肤，直接注射即可，注射比蚊子叮还轻，有的人甚至没有任何感觉。因为此针采用薄壁针制作技术，注射时保证了药液流畅，大大降低了注射时的疼痛感。

注射胰岛素并不可怕，可怕的是血糖控制不好而引发的一系列并发症，它将给我们的生活带来很多麻烦。及早使用胰岛素，预防并发症，会大大提高你的生活质量。因此胰岛素的应用应做到"该出手时就出手"。

小贴士 26

起始胰岛素的担忧

以下困扰不必有，先进的技术可消除你的担忧！

1. 具有成瘾性：胰岛素是人体正常的生理激素，不会成瘾；

2. 注射麻烦：胰岛素注射笔实现轻松注射；

3. 注射疼痛：直径 0.23 毫米/0.25 毫米最细针头，注射几乎无痛；

4. 就餐等待：第 3 代胰岛素（速效人胰岛素类似物）餐前即刻注射，无须等待；

5. 出现低血糖：合理应用可以避免，第 3 代胰岛素（人胰岛素类似物）可明显减少低血糖的发生率；

6. 体重增加：第 3 代胰岛素（人胰岛素类似物地特胰岛素）可减少体重增加。

(二)什么是胰岛素

胰岛素是一种由胰腺 β 细胞分泌，促进糖、脂肪、蛋白质三大营养物质的合成代谢的激素。最重要的功能是降血糖，是体内唯一能降低血糖的激素（图 2-28）。

胰岛素一旦缺乏或者不能正常发挥作用，就会使血糖升高，发生糖尿病。在发病初期，2 型糖尿病患者胰腺 β 细胞数量已经衰减为正

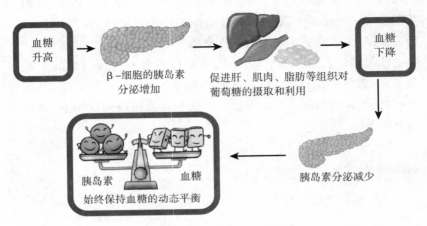

图 2 - 28　胰岛素作用机制

常人的一半,因而胰岛素分泌出现不足。如果通过注射胰岛素进行治疗,胰腺 β 细胞就可以得到休息,同时还解除了高葡萄糖对胰腺 β 细胞的毒性作用。现在越来越多的研究表明胰岛素不仅可以控制血糖,同时还可以扩张血管、改善循环、抗炎症反应,预防各种并发症。早期及长期适量使用胰岛素对身体有益无害。

(三)胰岛素的类型

1. 根据胰岛素的来源分

第 1 代:动物胰岛素(补充外源性胰岛素——控制血糖);

第 2 代:人工胰岛素(改善了免疫原性——减少过敏反应);

第 3 代:胰岛素类似物(更好地模拟生理——更安全、更方便)。

2. 根据胰岛素作用特点的差异分

超短效胰岛素类似物、常规(短效)胰岛素、中效胰岛素、长效胰岛素(包括长效胰岛素类似物)、预混胰岛素(包括预混胰岛素类似物)。超短效、短效胰岛素清亮无色,中效、长效、预混胰岛素是浑浊的。

临床实验证明,胰岛素类似物与人工胰岛素相比控制血糖的能力相似,但在模拟生理性胰岛素分泌和减少低血糖发生风险方面胰岛素类似物优于人工胰岛素。

(四)常用胰岛素及其作用特点(表2-25)

胰岛素制剂	起效时间	峰值时间	作用持续时间
短效胰岛素(RI)	15~60分钟	2~4小时	5~8小时
速效胰岛素类似物(门冬胰岛素)	10~15分钟	1~2小时	4~6小时
速效胰岛素类似物(赖脯胰岛素)	10~15分钟	1.0~1.5小时	4~5小时
中效胰岛素(NPH)	2.5~3小时	5~7小时	13~16小时
长效胰岛素(PZI)	3~4小时	8~10小时	长达20小时
长效胰岛素类似物(甘精胰岛素)	2~3小时	无峰	长达30小时
长效胰岛素类似物(地特胰岛素)	3~4小时	3~14小时	长达24小时
预混胰岛素(HI30R,HI70/30)	0.5小时	2~12小时	14~24小时
预混胰岛素(50R)	0.5小时	2~3小时	10~24小时
预混胰岛素类似物(预混门冬胰岛素30)	10~20分钟	1~4小时	14~24小时
预混胰岛素类似物(预混赖脯胰岛素25)	15分钟	30~70分钟	16~24小时
预混胰岛素类似物(预混赖脯胰岛素50)	15分钟	30~70分钟	16~24小时

(五)胰岛素使用须知

◎ 1型糖尿病患者必须应用胰岛素。

◎ 2型糖尿病患者有时需要应用胰岛素,如:

(1)经饮食、运动控制,口服药物治疗效果不佳;

(2)手术、严重感染等应急状态。

◎ 2型糖尿病患者接受胰岛素治疗并不等于这位患者转变成1型糖尿病。

◎糖尿病患者怀孕期间必须应用胰岛素。

◎在怀孕期间发生糖尿病的妇女,经饮食运动治疗不能控制高血糖时,需要用胰岛素。

◎胰岛素的使用不存在是否成瘾的问题。用或不用主要是由患者胰岛素功能及病情的轻重决定的。

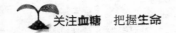
(六)胰岛素注射器的种类

胰岛素注射笔/笔用针头。

胰岛素专用注射器(以胰岛素单位为刻度)。

小贴士 27

27-1 为患者个体化选择针头

1. 儿童和青少年部分 A 级推荐

儿童及青少年患者应使用长度为 4、5 或 6 毫米的针头。身材较瘦或选择四肢部位进行注射的患者,尤其当选用 5 或 6 毫米的针头时,需捏起皮肤形成皮折后再行注射(A1);使用 6 毫米针头时可采取呈角度进针(45°角)以代替捏皮(A1);在大多数儿童和青少年中,使用 4 毫米针头可以不捏皮,90°垂直进针。但在有些患者中可能仍需捏皮注射,尤其是较为消瘦的孩子(A1)。

2. 成年人的皮下组织厚度及部分推荐

黑体为成年人皮下组织厚度平均值(毫米),括号内为最小值和最大值的范围(图 2-29)。数据来自大量超声波试验数据。

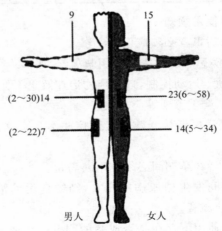

图 2-29 皮下组织厚度平均值

4、5 和 6 毫米针头适用于所有成人患者,包括肥胖患者,并且在注射时通常无须捏起皮肤,特别是 4 毫米针头(A1)。

27-2　临床常用注射装置的优点与缺点(表2-26)

表 2-26　临床常用注射装置的优点与缺点

注射装置	介绍	优点	缺点
胰岛素注射笔	专用注射装置,由针头、注射笔和专用胰岛素笔芯组成。国内目前胰岛素笔内的专用胰岛素笔芯为3毫升(300IU)	注射笔上标有刻度,剂量更加精确;免去了烦琐的胰岛素抽取过程,携带及使用方便;针头细小,减轻注射疼痛。简化注射过程,不用抽药,患者易于掌握,尤其适用于视力不佳的患者;注射笔可以重复使用	同一品牌的胰岛素笔只能与同一品牌的胰岛素搭配,有一定的局限性;若使用预混胰岛素,仅有70/30或50/50,不能自由配比
胰岛素专用注射器	专用于注射胰岛素的注射器,有针帽、注射针、针筒、推进器组成。分单位(IU)和毫升两类	价格便宜;能够按需混合胰岛素	使用时需抽取胰岛素,携带和注射较为不便。一次性使用,废弃物太多,不环保,需注意注射器的处理
胰岛素泵	一种持续皮下胰岛素输注系统,由泵主机、储药器和与之相连的输液管组成	模拟人体胰岛素的生理性分泌,在有效降低血糖的同时,减少夜间低血糖的发生;操作简便,生活自由度大,尤为适合生活不规律的患者	价格较为昂贵,胰岛素泵需24小时佩戴,有时感到不便;对使用者要求(如自我监测、生活自理能力和经济能力等)较高。仅能使用短效和速效胰岛素;输液管及针头等耗材需定期更换,费用较高
无针注射器		药液分布广,扩散快,吸收快且均匀;消除针头注射引起的疼痛和恐惧感	价格较高,拆洗安装过程较为复杂,且瘦弱的患者往往可造成皮肤青肿

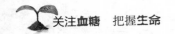

(七)胰岛素的注射部位

1. 部位选择：皮下脂肪组织是胰岛素吸收的最佳部位。

(1)人体适合胰岛素注射的部位是腹部(脐周一掌宽)、上臂外侧、大腿外侧、臀部上部。这主要是因为这些部位下面都有一层可吸收胰岛素的皮下脂肪组织而没有较多的神经分布,注射时不适的感觉相对较少。

(2)腹部注射应在离肚脐 2.5 厘米的两侧一个手掌范围内进行(图 2-30)。

(3)使用短效胰岛素或中效预混的胰岛素时,优先考虑的注射部位是腹部。对于中长效胰岛素,例如睡前注射的中效胰岛素,最适合的注射部位是臀部或大腿。

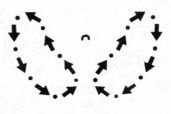

图 2-30 腹部注射范围

(4)不要一直固定在一个注射点进行注射,否则会导致该部位产生硬结和脂肪肉瘤。在皮下硬结上注射胰岛素会使胰岛素的吸收率下降,吸收时间延长,进而导致血糖控制不稳定。

(5)有计划进行注射部位的轮换,不要频繁地更换注射区域,因为各个注射区域胰岛素吸收快慢不同。

(6)在同一区域注射胰岛素每次至少应间隔 1 厘米(约 1 指宽),避免 1 个月内重复使用同一注射点。

(7)尽量避免在运动的手或脚上注射胰岛素,因为在这些部位注射,胰岛素吸收较快,容易造成低血糖。

(8)一旦注射部位出现疼痛、凹陷等现象,应立即停止在该部位注射直至该现象消失。

小贴士 28

推荐的注射部位

根据可操作性、神经血管距离、皮下组织状况选择适合注射的部位(图2-31)。

上臂：上臂侧面或者后侧部位；皮下组织较厚，导致肌肉注射的概率较低；

腹部：以肚脐为中心，半径2.5厘米外的距离。越靠近腰部两侧(即使是肥胖患者)，皮下组织的厚度越会变薄，因此容易导致肌肉注射；

臀部：臀部上端外侧部位；即使是少儿患者还是身材偏瘦的患者，该部位的皮下组织仍然丰富，最大限度降低肌肉注射的危险性；

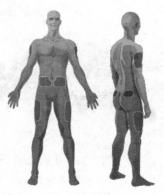

图2-31 推荐的注射部位

大腿：大腿外侧皮下组织较厚，离大腿血管和坐骨神经较远，针头导致外伤的概率较低。

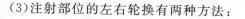

2. 胰岛素注射部位间的轮换

(1)由于胰岛素本身是一种生长因子，反复在同一部位注射胰岛素会导致该部位皮下脂肪增生而产生硬结和脂肪肉瘤。在皮下硬结上注射胰岛素会使胰岛素的吸收率下降，吸收时间延长，进而导致血糖控制不稳定，所以在平时的注射中要注意注射部位的轮换。

(2)不同注射部位的轮换是指在腹部、上臂外侧、大腿和臀部上部间的轮换注射。由于上述不同部位的胰岛素吸收速度和吸收率是不同的，所以为确保胰岛素吸收速度和吸收率的一致性，降低血糖的波动，不能将每天注射的区域和时间混淆。例如，医生推荐你每天早晨的注射部位是腹部，你就应该一直选择在早晨腹部注射，不要随意更改至其他部位。你可以每天早晨进行腹部注射，中午进行手臂注射，晚上进行臀部注射，以达到注射部位的轮换。

(3)注射部位的左右轮换有两种方法：

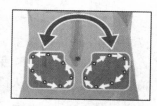

图2-32 注射部位轮换
示意图(一)

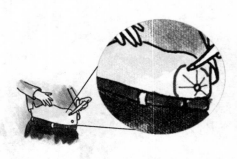

图 2-33　注射部位轮换示意图(二)

一种是按照左边一周、右边一周的方法进行注射部位的左右对称轮换。例如：这周手臂注射的部位是左上臂，那下一周就轮换到右上臂，再下一周又轮换到左上臂。

另一种方法是一次左边，一次右边的方法进行注射部位的左右对称轮换。大腿、臀部和腹部也都是这样进行轮换。也可以采取以下轮换方法(图 2-34)：将腹部注射部位分成 4 象限；大腿或臀部注射则等分为 2 象限；每周在其中一个象限进行注射；按顺时针方向轮换。

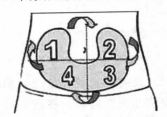
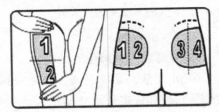

图 2-34　注射部位轮换示意图(三)

(4)同一注射部位内的区域轮换要求从上次的注射点移开约 1 手指宽度的距离进行下一次注射。

(5)可使用注射定位卡(图 2-35)协助进行注射区域内的轮换。

(6)应尽量避免在一个月内重复使用同一注射点，如发现注射部位有疼痛、凹陷的现象出现应停止再在该部位进行注射，直至该现象消失。这样就可以大大降低注射部位出现问题的机会。

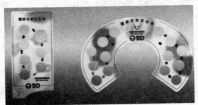

腿部注射定位卡　　腹部注射定位卡

图 2-35　注射定位卡

（八）重复使用胰岛素注射笔针头的危害

1. 注射疼痛

重复使用一次性的胰岛素注射笔针头和胰岛素注射器会造成肉眼不易发现的针尖毛刺、弯曲和倒钩，导致注射部位的流血、擦伤，增加了注射时的疼痛感。

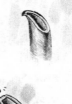

2. 针头折断

专业设计的注射胰岛素的针头通常非常纤细，重复使用这种按照一次性使用标准生产的针头很容易导致针头折断在体内（图2-36）。折断在体内的针头会在体内游走且不易取出，对患者的健康造成严重威胁。

图2-36 针头折断

3. 针头堵塞

使用过的针头内残留的胰岛素形成结晶造成针头堵塞，影响下一次注射（图2-37）。

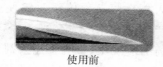

使用前

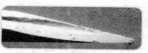

使用一次

使用两次

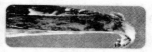

使用六次

图2-37 针头重复使用后的变化（显微镜下）

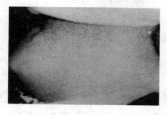

图2-38 皮下硬结

4. 皮下硬结

重复使用变形的针头会造成皮下组织的微型创伤，日积月累的微型创伤会刺激组织释放局部生长因子，促使皮下脂肪硬结的产生（图2-38）。

将胰岛素注射在硬结上会导致胰岛

素的吸收率下降、吸收时间延长,无法有效地控制血糖,易产生并发症。

皮下硬结也影响个人外观形象,加大精神压力,不利于糖尿病病情的控制。

5. 注射剂量不准确

改变混合胰岛素的浓度——当患者将注射笔从凉爽的地方带到温暖的地方(比如在夏天的时候出门,或在冬天进入有暖气系统的大楼),笔芯里的胰岛素会膨胀从针头溢出。由于混合胰岛素中结

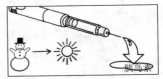

图 2 - 39
改变混合胰岛素的浓度

晶沉淀在底部,所以溢出的是液体而不是结晶,因此笔芯里混合胰岛素的浓度将会改变(图 2 - 39)。

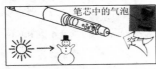

图 2 - 40
改变胰岛素的注射剂量

改变胰岛素的注射剂量——当病人将注射笔从温暖的地方带到凉爽的地方(比如他们在冬天出门,或在夏天进入有空调的大楼),胰岛素体积收缩使空气进入笔芯产生气泡(图 2 - 40)。笔芯中的气

泡会使注射时间延长,导致注射后的漏液现象,影响了注射剂量的准确性。

(九)胰岛素的注射深度

1. 胰岛素应注射至皮下组织(图 2 - 41);

2. 注射太浅至真皮组织将导致胰岛素渗出,注射剂量不准;

3. 注射太深至肌肉组织将导致胰岛素吸收太快,引起血糖控制不稳定;同时注射至肌肉层也会增加注射时的疼痛感;

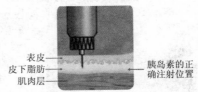

图 2 - 41 正确的胰岛素注射深度

4. 若使用长度 8 毫米的胰岛素注射笔针头,需捏起皮肤才能保证皮下注射;若使用 BD31G(直径 0.25 厘米)×5 毫米或 32G(直径

0.23 厘米）×4 毫米胰岛素注射笔针头，就无须捏起皮肤，直接注射即可。

捏皮正确手法：用拇指、食指和中指提起皮肤。

捏皮方法如图 2-42 所示。

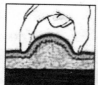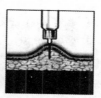

捏皮方法：正确　　　　错误　　　捏皮注射时正确的注射角度

图 2-42　捏皮方法

正确方法：用拇指和食指（或加上中指）捏起皮肤，使表皮远离基层；

错误方法：用多个手指捏起皮肤，这样可能会捏起肌肉层，从而导致注射到肌肉层的风险。

捏皮注射的最佳步骤：捏起皮肤形成皮折；与皮折表面呈 90°进针后，缓慢推注胰岛素；当活塞完全推压到底后，针头在皮肤内停留至少 10 秒钟；拔出针头；松开皮折。

各种长度针头注射时的进针角度如图 2-43 所示。

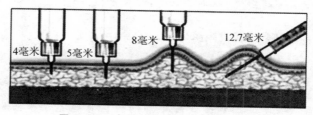

图 2-43　各种长度针头注射进针角度

使用较短（4 毫米或 5 毫米）的针头时，大部分患者无须捏起皮肤，并可 90°进针；

使用较长（≥8 毫米）的针头时，需要捏皮和（或）45°角进针，以降低肌肉注射风险。

小贴士 29

29-1 使用胰岛素笔注射在完全按下注射按钮后,应在拔出针头前至少停留10秒

使用胰岛素笔注射在完全按下注射按钮后,应在拔出针头前至少停留10秒(图2-44),从而确保药物剂量全部被注入体内,同时防止药液渗漏。药物剂量较大时,有必要超过10秒。与胰岛素注射笔不同,注射器内塞推压到位即可拔出,无须在皮下停留10秒即可拔出。

29-2 减轻疼痛的方法

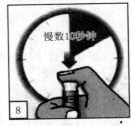

图2-44
拔针前至少停留10秒

◎ 室温保存正在使用的胰岛素;

◎ 酒精彻底挥发后进行注射;

◎ 避免在体毛根部注射;

◎ 选用直径较小、长度较短的针头;

◎ 每次注射使用新针头。

29-3 不同部位注射,胰岛素的吸收不同

50%胰岛素吸收所需要的时间,腹部最快,为87分钟;手臂中等,为141分钟;大腿较慢,为164分钟;臀部更慢,为155分钟。

29-4 皮下脂肪代谢障碍

(一)什么是皮下脂肪代谢障碍

皮下脂肪代谢障碍是指注射部位皮下组织增厚的"橡皮样"病变,质地硬或呈疤痕样改变。皮下脂肪代谢障碍见于胰岛素注射的任一部位,通常与不正确的胰岛素注射有关。

(二)形成原因

1. 胰岛素本身就是一种生长因子,可促进局部脂肪组织的增生;

2. 胰岛素注射引起的局部钝性创伤,可诱发局部组织的增生;

3. 使用早期的、纯度较低的胰岛素制剂;

4. 注射部位未能定期轮换,注射区域小,反复注射在同一部位;

5. 胰岛素针头的反复使用。

(三)危害——导致血糖控制不稳定

1. 降低胰岛素的吸收率;

2. 延长胰岛素的吸收时间;

3. 导致胰岛素的不稳定吸收。

(四)防治措施

1. 选择纯化的胰岛素;

2. 定期轮换胰岛素注射部位;

3. 采用较大的注射区域;

4. 常规检查胰岛素注射部位;

5. 确保注射针头的"一用一换"。

(十)胰岛素使用注意事项

1. 核对胰岛素有效期;

2. 未开封的瓶装胰岛素或胰岛素笔芯,应在冰箱冷藏室里保存(2～8℃之间),直到有效期前,胰岛素都会保持其生物效应(图2-45)。切记不能放在冷冻室,以免药物活性被破坏而影响疗效(切记冷冻后的胰岛素勿解冻后应用,因为此时的胰岛素已无药效!)。

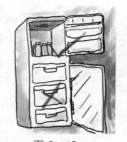

图 2 - 45
胰岛素的贮存

3. 已经开封的胰岛素可以在室温下(15～30℃)保存 28 天左右,不用冷藏,但注意不要放在阳光下直射或者高温的汽车内;当然,也可在 2～8℃ 的温度下储存。但在注射前,最好先放在室温内让胰岛素回温(注射前提前 30 分钟将胰岛素从冰箱中取出),这样可避免注射时不舒服的感觉,同时也能减少对皮下组织的刺激;但内装胰岛素笔芯的胰岛素笔在每次注射完之后不宜再放回冰箱冷藏室保存,可在室温避光条件下保存 28 天。

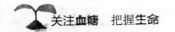

4．未用过的胰岛素在室温下(15～30℃)可保存 6 周；

5．保存一瓶备用胰岛素；

6．如果要乘飞机旅行,可让医生开具携带胰岛素的证明,胰岛素要放在隔热包内,应避免冷、热及反复震荡,随身携带,不应托运。

小贴士 30

为什么使用中的胰岛素应放在室温,而不是冰箱中保存

1．室温时胰岛素产品的稳定性会更好；

2．室温时胰岛素产品更容易混匀；

3．反复的温度高低变化将影响胰岛素的效能；

4．室温状态的胰岛素将使注射更加舒适。

(十一)医护人员将教会你胰岛素笔注射步骤——胰岛素笔的规范注射(病友篇)

1．看：看药品名称及质量；

2．摇：混匀药物(指预混胰岛素)；

3．消：消毒胰岛素笔的装针头处；

4．装：安装针头；

5．排："1 单位"排气；

6．调：调注射剂量(遵医嘱)；

7．选：选注射部位；

8．消：消毒注射部位；

9．注：按下注射按钮注射胰岛素；

10．数：按着注射按钮数至少 10 个数(即至少 10 秒)；

11．拔：按着注射按钮拔针；

12．卸：卸下针头,按要求弃去；

13．看：看表到点吃饭。

注意：

1. 注射前核对胰岛素和胰岛素笔芯

（1）核对胰岛素的剂型。

（2）弄清胰岛素的浓度和剂量：每支胰岛素笔芯的含量3毫升含300IU，即0.1毫升含10IU胰岛素。

（3）使用前，必须检查笔芯中的药液性状，并确认在有效期内。

（4）确保胰岛素笔内有足够的胰岛素量。

注射预混胰岛素前，应确保胰岛素笔中的预混胰岛素大于12IU，如此才能保证剩余胰岛素能被充分混匀。如果不足12IU，请及时更换新笔芯。

若需要注射的胰岛素单次剂量＞40IU，建议分次注射。

（5）检查胰岛素笔芯有无破损或漏液。

2. 预混胰岛素注射前应先混匀。在使用预混胰岛素之前，应将胰岛素充分混匀；若注射前混匀方法不正确，会降低胰岛素的效力，增加低血糖发生的风险，从而加大血糖的波动，影响血糖控制。

3. 装针头时将针座内末端针管径直对准笔芯，旋在笔上，若视线不好，可在一平面（如桌面）上进行。取下内针帽时切忌使针头折弯。

4. 切记使用前和更换笔芯后均应排尽笔芯内空气。每次注射前，将剂量调节旋钮拨至1IU（更换笔芯时拨至4IU），针尖向上直立，手指轻弹笔芯架数次，使空气聚集在上部后，按压注射键，直至有一滴胰岛素从针头溢出，即表示驱动杆已与笔芯完全接触，且笔芯内的气泡已排尽。否则须重复进行此操作。

5. 注射前必须检查注射部位

一旦发现注射部位出现皮下脂肪代谢障碍、炎症或感染、出血或瘀斑的征象，应更换注射部位。

每次就诊时，糖尿病专科护士都应检查注射部位，尤其是在已经发生皮下脂肪代谢障碍的情况。

6. 注射部位的消毒，用75％的酒精消毒，以注射点为中心，向周围环形消毒皮肤，直径为5厘米左右。凡酒精擦拭过的范围不要再重复擦拭,以减少污染。

消毒注意事项:

(1)酒精挥发干后方可注射。如果消毒皮肤的酒精未干就进行注射,酒精从针眼被带到皮下,会引起疼痛;

(2)初次开封的针头不用消毒。针头是无菌密封包装,无须消毒,开封后可直接使用。另外,如果用酒精消毒,会将针头表面起润滑作用的硅膜擦掉,增加疼痛。

(3)注射部位的观察与处理。拔出针头后,无须按摩注射部位;观察注射部位有无出血、瘀斑、擦伤或漏液。

7. 注射时应注意

(1)胰岛素应缓慢注射,并确保按钮(笔)已压到底。

(2)进针要快,对于刚开始使用胰岛素的患者而言,由于害怕疼痛,往往进针不果断。其实,进针越慢,痛感越强。

(3)整个注射过程,保持肌肉放松。

(4)注射完毕继续按着注射按钮,针头应留置在皮下组织至少10秒钟,待药滴充分吸收后拔出。这样可避免发生渗漏/回流,从而确保注射剂量的完全给药;剂量更大时,针头留置时间则需10秒以上。

(5)拔针时,应保持原进针方向,迅速将针头拔出,切忌旋转着拔出针头。

小贴士 31

31-1 注射前胰岛素的混匀推荐

在使用混悬胰岛素(如 NPH 和预混胰岛素)之前,应将胰岛素平放在手心中,水平滚动 10 次,然后用双手夹住胰岛素笔,通过肘关节和前臂的上下摆动,上下翻动 10 次,使瓶内药液充分混匀,直至胰岛素转变成均匀的云雾状乳白色液体,这样才可进行注射(图 2-46)。

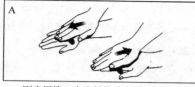

刚启用第一次注射前需水平搓10次　　以后每次注射前仅需上下颠倒摇匀10下

图 2-46　胰岛素的混匀推荐方法

31-2　特殊人群的胰岛素注射

1. 儿童应充分考虑儿童的心理与生理因素；

2. 妊娠伴有糖尿病(包括任何类型的糖尿病)的患者,若继续在腹部注射,应捏皮注射;妊娠期的后三个月应避免在脐周注射;妊娠后期如有剖宫产手术风险者,建议避免在腹部注射,可在侧腹部捏皮注射。

(十二)胰岛素注射针头、针筒的丢弃

◎针筒或针头丢弃前最好将针头外帽套在针头上,以免刺伤他人；

◎将用过的针筒或针头放在较硬的容器内,并放在小孩够不到的地方(图 2-47)；

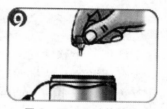

◎按医疗垃圾处理。任何情况下都不能将锐利的材料丢到普通(公共)垃圾箱内。

图 2-47　用过的针头放入较硬的容器内

(十三)胰岛素笔的使用注意事项

◎胰岛素笔与相应的笔芯匹配；

◎胰岛素笔芯装入胰岛素笔后勿再放入冰箱,应置于室温(≤25℃)下,无阳光直射,不潮湿的地方。若是室温>30℃,应使用保温袋。

从低温处进入高温处,胰岛素膨胀,液体可从针头溢出,可造成预混胰岛素的构成比例发生变化,引起胰岛素剂量错误。

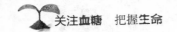

从高温处进入低温处,胰岛素收缩,空气从针孔进入笔芯中,形成气泡,可导致所需注射时间的延长,若患者仍依照以往的注射时间将针头拔出,导致注射后的漏液现象,引起胰岛素剂量错误。

◎当胰岛素笔检查窗中见到橡皮活塞时请停止注射,并更换新笔芯。

◎胰岛素笔在使用过程中勿随意拆装。

◎用酒精消毒,勿用碘酊或洁而碘。

(十四)胰岛素泵

胰岛素泵(图2-48)是糖尿病强化治疗的最先进手段,所有需要胰岛素治疗的糖尿病患者都适合用胰岛素泵治疗。胰岛素泵是模拟正常人胰岛素分泌曲线,通过特殊的微管系统将胰岛素持续可变地输入患者皮下。它是目前最精确、最灵活的胰岛素供应系统,具有安全、可靠、灵活和方便的特点。我科应用胰岛素泵治疗糖尿病临床经验丰富,目前受益的患者已有数千例,效果好,费用低,5~14天血糖即控制达标。2007年的科研课题"胰岛素泵强化治疗初发肥胖2型糖尿病患者"获山东省科技进步二等奖。

胰岛素泵(图2-48)大小如BP机,可以挂在腰间,泵里有一个3毫升贮药器,通过一个细细的小软管连到腹部的皮下,再由电池驱动泵的马达推动贮药器的活塞,将胰岛素以每次很微小的剂量24小时连续输注到体内。

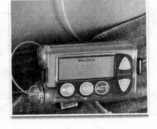

图2-48 胰岛素泵

人体的胰腺每8~13分钟分泌一次胰岛素,泵的工作原理就是模拟胰腺的方式——平时连续不断地输注微小剂量的胰岛素以满足人体需要,进餐时输注餐前量来平稳就餐引起的血糖升高(无论是简单的点心或是丰盛的节日宴会)。

胰岛素泵一经临床应用,就被发现它在将血糖控制在正常或接近正常水平方面是非常方便有效的。

改善血糖控制水平：按胰腺的分泌方式输注胰岛素，血糖控制平稳，糖化血红蛋白水平大大改善。

减少低血糖：泵使用短效或速效胰岛素，同一部位小剂量持续注射，克服了常规注射方法的胰岛素吸收差异和吸收不良问题，严重低血糖的发生率平均降低80%。

克服黎明现象：可以分段设置夜间的基础率，解决夜间低血糖和黎明现象。

提高生活质量：使用胰岛素泵治疗可使患者在就餐、工作、睡觉及活动等的安排上获得更大的、在传统的多次注射治疗中无法获得的自由。

小贴士 32

32-1 胰岛素注射应注意的事项

◎任何时候都不要擅自停用胰岛素；

◎胰岛素的使用应与你的饮食治疗、运动治疗相结合；

◎随身携带糖尿病患者急救卡和糖果。

32-2 一些药物可能与体重增加有关

UKPDS显示：二甲双胍，6年体重平均增加1千克；磺脲类药物，6年体重平均增加4千克；胰岛素，6年体重平均增加6千克。

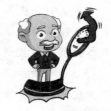

图 2-49 观测体重

32-3 走出胰岛素治疗的误区

误区一：胰岛素能不用就不用

◎胰岛素是目前作用最强的降糖药，在多种口服降糖药疗效不佳的情况下，必须及时开始胰岛素治疗；

◎尽早控制血糖达标将减少并发症的发生和发展。如果通过科学的生活方式干预，仍无法控制好血糖，建议你咨询医生，选择适合你的药物,包括起始胰岛素治疗。

误区二:2 型糖尿病患者不必打胰岛素

◎ 2 型糖尿病是进展性疾病;

◎随着病情进展 β 细胞功能衰竭,自身分泌的胰岛素无法满足机体需求时,需补充外源性胰岛素进行治疗;

◎大多数 2 型糖尿病患者最终都需要接受胰岛素治疗。

误区三:胰岛素用量将越来越大,无法逆转

◎糖尿病的自然进程是 β 细胞功能逐渐衰退,因此随着病情变化需要及时调整胰岛素用量;

◎在早、中期使用胰岛素治疗血糖控制正常,可遵医嘱减少用量。

误区四:胰岛素治疗副作用大

◎多种口服药联合治疗可能发生副作用叠加;

◎第 3 代胰岛素使低血糖风险显著降低;

◎第 2 代和第 3 代胰岛素很少引起过敏反应。

如果生活方式干预结合目前的药物治疗仍不能很好地控制血糖,请咨询医生,及时调整你的治疗方案或胰岛素剂量!

误区五:胰岛素治疗费用昂贵

◎随着糖尿病病情进展,很多患者需联合使用多种口服降糖药,花费大但血糖控制不理想;

◎胰岛素治疗可在短期内迅速控制血糖,相比大量口服药,反而经济实惠。

误区六:注射治疗不方便

◎注射胰岛素和多种口服药最大剂量联用相比,并不复杂;

◎胰岛素注射笔和专用针头使胰岛素治疗很方便。

注射更方便

剂量更准确

几乎无注射疼痛

第七节 糖尿病长期控制的关键是达标
——科学监测、把握健康

一、糖尿病监测的重要性

糖尿病的监测是调整治疗方案的依据,也是糖尿病良好控制、减缓和预防多种并发症的保证。其中对空腹、餐后"点血糖"的微观控制,可以有效预防低血糖和急性高血糖的发生。而对 HbA1c 的宏观控制,可以有效防止微血管和大血管病变。

糖尿病的控制目标是提高糖尿病患者的生活质量和保持良好的心理状态,同时血糖、血脂等生化指标控制在良好水平。

餐后高血糖是 1 型糖尿病和 2 型糖尿病常见的症状,而 2 型糖尿病在出现糖尿病临床症状前,代谢紊乱首先表现为餐后血糖升高。循证医学认为与空腹血糖相比,餐后血糖对糖尿病患者的心血管疾病的影响更大,所以控制餐后高血糖是控制糖尿病并发症的重要环节之一。因此,国际糖尿病联盟在 2007 年首次提出全球性糖尿病血糖的控制目标:

1. 糖化血红蛋白(HbA1c)<6.5%;

2. 餐前血糖<5.5 毫摩尔/升;

3. 餐后血糖<7.8 毫摩尔/升;

注:上述指标不适用于儿童和妊娠妇女。

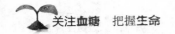

二、糖化血红蛋白(HbA1c)

(一)HbA1c 是评价血糖长期控制的金标准

HbA1c 是长期控制血糖最重要的评估指标,也是临床决定是否要更换治疗的重要依据。在治疗之初至少每三个月检测一次,一旦达到治疗目标可每六个月检查一次。标准的 HbA1c 检测方法的正常值范围为 4%~6%。一般情况下,糖尿病患者 HbA1c 的控制目标应<7.0%。

但血糖控制目标应个体化。病程较短、预期寿命较长、没有并发症、未合并心血管疾病的 2 型糖尿病患者在不发生低血糖的情况下,应使 HbA1c 尽可能接近正常水平。而儿童、老年人、有频发低血糖倾向、预期寿命较短以及合并心血管疾病或严重急、慢性疾病等患者血糖控制目标宜适当放宽。

但是应避免因过度放宽控制标准而出现急性高血糖症状或与其相关的并发症。在调整治疗方案时,可将 HbA1c 的控制目标≥7.0%作为 2 型糖尿病患者启动临床治疗或需要调整治疗方案的重要判断标准。血糖控制应根据自我血糖监测的结果以及 HbA1c 水平综合判断。

内分泌科化验"糖化血红蛋白",仅 5 分钟即出结果,反映患者近 2~3 月的平均血糖水平,为广大糖尿病患者的临床诊疗提供了方便。

(二)HbA1c 与平均血糖水平之间的关系(表2-27)

表 2-27　HbA1c 与平均血糖水平之间的关系

HbA1c(%)	平均血浆葡萄糖水平	
	毫克/分升	毫摩尔/升
6	126	7.0
7	154	8.6
8	183	10.2
9	212	11.8
10	240	13.4
11	269	14.9
12	298	16.5

注:1 毫摩尔/升=18 毫克/分升

（三）HbA1c 的监测可使糖尿病患者远离并发症，早期受益

糖化血红蛋白（HbA1c）反映近 2～3 个月血糖平均水平，是评价血糖控制的"金标准"。血糖和血红蛋白结合生成糖化血红蛋白（HbA1c），是不可逆反应，并与血糖浓度成正比，且保持 120 天左右，所以能反映近 2～3 个月血糖平均水平。HbA1c 达标可使并发症的发生大大降低（图 2－50）。

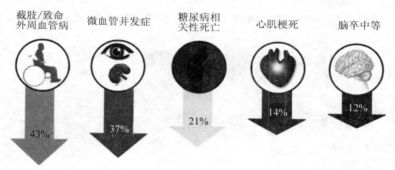

截肢/致命外周血管病　微血管并发症　糖尿病相关性死亡　心肌梗死　脑卒中等

43%　37%　21%　14%　12%

图 2－50　HbA1c 达标的重要性

三、自我监测

自我监测可帮助你有效监控治疗效果；及时调整治疗方案；坚持监测，控制血糖长期达标；有助于调节饮食、运动及药物剂量间的平衡；预防或延缓并发症的发生、发展。

（一）自我监测需要全方位

1. 自我血糖监测是指导血糖控制达标的重要措施，也是减少低血糖风险的重要手段（图 2－51）。指尖毛细管血糖监测是最理想的方法，但如条件所限不能监测血糖，尿糖的监测也是可以接受的，但存在一定的局限性。

（1）监测的内容

各点血糖谱；

糖化血红蛋白；

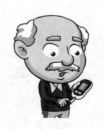

图 2－51　监测血糖

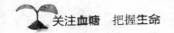

尿糖。

(2)监测频率

◎血糖控制差的患者应每天监测4~7次；

◎已达到控制目标时可每周监测1~2天；

◎使用胰岛素的患者在开始阶段每日至少监测血糖5次，达到治疗目标后每日监测2~4次；

◎使用口服药和生活方式干预的患者达标后每周监测血糖2~4次。

2.其他监测指标

(1)监测的内容

◎血压；

◎体重及腰围；

◎血脂；

◎足；

◎肾脏；

◎眼底；

◎心血管病。

(2)监测频率

◎每月查一次：体重、血压、腰围/臀围；

◎每两至三个月查一次：糖化血红蛋白、足背动脉搏动及神经病变检查；

◎每半年至一年查一次：血脂、眼底、肾功能、尿微量白蛋白排泄率、心电图，必要时做胸部X线检查、口服葡萄糖耐量和胰岛素释放试验。

(二)血糖自我监测

1.血糖自我监测内容

◎胰岛素强化治疗，不稳定的1型糖尿病、改变治疗方案时，每日监测8次血糖，分别为凌晨2时、三餐前、三餐后2小时和睡前；

◎稳定的1型糖尿病：每日监测1~2次，即空腹和餐后2小时；

◎ 2型糖尿病口服降糖药者：每周可测数次空腹及餐后2小时。

2. 血糖自我监测时间

◎ 餐前血糖监测，当血糖水平很高时空腹血糖是首先关注的，有低血糖风险者也应测定餐前血糖；

◎ 餐后2小时血糖监测适用于空腹血糖已获良好控制但仍不能达到治疗目标者；

◎ 睡前血糖监测适用于注射胰岛素的患者，特别是注射中长效胰岛素的患者；

◎ 夜间血糖监测适用于胰岛素治疗已接近治疗目标而空腹血糖仍高者；

◎ 出现低血糖症状时应及时监测血糖；

◎ 剧烈运动前中后均应监测血糖。

3. 血糖自我监测作用（表2-28）

表2-28　血糖自我监测时间及作用

监测时间	作用
空腹	代表基础血糖水平，反映睡前或晚餐前胰岛素的降糖效果
早餐后2小时	最常用的监测点，反映餐前胰岛素的降糖效果
午餐前	反映上一餐前的胰岛素剂量是否合适
午餐后2小时	最常用的监测点，反映餐前胰岛素的降糖效果
晚餐前	反映上一餐前的胰岛素剂量是否合适
晚餐后2小时	最常用的监测点，反映餐前胰岛素的降糖效果
睡前	反映上一餐前的胰岛素剂量是否合适
夜间血糖（凌晨2时）	反映晚餐前或睡前胰岛素剂量是否合适，配合空腹血糖进行胰岛素方案制定

4. 医生根据你在这些时间点的血糖值能做什么（表2-29）

表2-29　医生根据各时间点的血糖值能做什么

测试时间点	根据该时间点的血糖，医生可以	控制目标（毫摩尔/升）
空腹、早餐前	调整饮食、用药及长效胰岛素的使用	3.9～7.2
餐前	调整饮食、运动或用药等	5.0～7.2

测试时间点	根据该时间点的血糖,医生可以	控制目标(毫摩尔/升)
餐后 2 小时	了解食物对血糖的影响(通常全天此时血糖最高),调整用药及胰岛素使用等	<10
睡前	调整饮食或用药	<8
夜间(凌晨 2 时)	配合空腹血糖进行胰岛素方案制定	≥5.6

5. 常用的自我血糖监测方案

根据不同的药物治疗方案和血糖达标情况,监测频率也各有不同,打√处即是需要你测血糖的时间点。

表 2 - 30　预混胰岛素每日两次治疗的血糖监测方案

		空腹	早餐后	午餐前	午餐后	晚餐前	晚餐后	睡前
血糖未达标时	每周 3 天	√				√		
	复诊前一天	√	√		√		√	√
血糖已达标时	每周 3 次						√	
	复诊前一天	√	√		√		√	√

表 2 - 31　基础胰岛素每日一次治疗的血糖监测方案

		空腹	早餐后	午餐前	午餐后	晚餐前	晚餐后	睡前
血糖未达标时	每周 3 天	√						
	复诊前一天	√	√		√		√	√
血糖已达标时	每周 3 次						√	
	复诊前一天	√	√		√		√	√

表 2 - 32　仅口服降糖药物治疗时的餐时配对监测方案

	空腹	早餐后	午餐前	午餐后	晚餐前	晚餐后	睡前
周一	√	√					
周二							
周三			√	√			
周四							
周五							
周六					√	√	
周日							

注:摘自《中国血糖监测临床应用指南》2011 年版

6. 血糖监测的指导和质控

开始自我血糖监测前应由医生或护士对糖尿病患者进行监测技术和监测方法的指导,包括如何测血糖,何时监测,监测频率和如何记录监测结果。医生或糖尿病专科护士每年应检查1~2次患者自我血糖监测技术和校准血糖仪,尤其是自我监测结果与糖化血红蛋白或临床情况不符时。

7. 血糖自我监测注意事项

◎ 正确使用血糖仪;

◎ 保证试纸在有效期内,避免潮湿;

◎ 正确采血;

◎ 复诊时一定要带上血糖记录本;

◎ 当血糖结果不理想时,及时复诊:

每月一次——体重、血压、腰围/臀围

每季度一次——糖化血红蛋白(HbA1c)

每半年一次——血脂、眼底检查、神经系统检查、肾功能检查、心电图检查

必要时应进行胸部 X 线检查、口服葡萄糖耐量和胰岛素释放试验。

小贴士 33

33-1　常见血糖监测误区

1. 只监测空腹血糖,而不监测餐后血糖;

2. 只监测血糖,而不监测糖化血红蛋白;

3. 只有感觉不舒服时才测血糖;

4. 三天打鱼两天晒网,想起来才监测。

33-2　自测血糖时你是否有这样的担心

1. 怕痛

减轻疼痛的小窍门:在手指侧面采血,而不是在指尖或指腹。

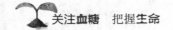
2. 怕贵

试纸虽然比较贵,但比起因并发症而发生的住院治疗费用,就不值得一提了。

33-3 血糖监测的步骤

1. 测试前的准备

准备采血工具、血糖仪、试纸;

清洁采血部位;

手臂自然下垂片刻。

2. 测试中的要求

一次性吸取足够的血样;

不要按压或移动试纸和血糖仪

3. 测试后的要求

记录测试结果和时间;

取下试纸,并与针头丢在适当的容器中。

33-4 血糖仪使用注意事项

1. 测试之前调整血糖仪的编码(免条码的除外);

2. 初次使用一瓶试纸要标注使用日期;

3. 轮换选择测试部位;

4. 刺破皮肤后勿用力挤压;

5. 保持血糖仪的清洁,切记不要用水清洗血糖仪。

33-5 试纸保存的注意事项

1. 保存在干燥、避光的环境中,应保存在密封的原装容器中;

2. 每次取出试纸后应立即盖紧瓶盖;

3. 旧试纸瓶要及时丢弃,不要用旧试纸瓶存放消毒棉球,以免瓶盖混淆,使试纸受潮;

4. 注意试纸的失效期。

（三）尿糖

控制目标：任何时间均为阴性。

缺点：受尿量、肾功能、肾糖阈等因素影响，不能确切地反映血糖值；不能发现低血糖；在特殊情况下，肾糖阈增高（如老年人）或降低（如妊娠），没有意义。

（四）血压的监测：严格控压好处多

高血压和糖尿病的致命组合，使心、脑、肾、视网膜病变的危险性明显增加。

糖尿病患者严格控制血压，会降低下列风险：脑卒中 44％、心肌梗死 21％、微血管病变 29％。

有研究显示：糖尿病患者中 30％～80％有高血压。

血压监测的频率：

糖尿病无合并高血压：每月检查一次血压；

糖尿病合并高血压：每天早晚测量血压；

待血压控制平稳后，可每周测量 1 天血压。

（五）体重及腰围的监测——每月量一次

体重指数（BMI）法：反映全身肥胖程度。

BMI＝体重（千克）/身高（米）^{2}，正常值 18.5～23.9 千克/米^2。

腰围法：反映中心型肥胖的程度。

腰围控制目标：＜90/85 厘米（男/女）。

（六）血脂的监测

糖尿病患者容易伴发血脂异常。

糖尿病加血脂异常可使心、脑、肾、视网膜病变、死亡率的发生率大大增加。控制血脂可使主要心血管事件降低 37％，脑卒中降低 48％。

血脂的监测频率：

每年至少查一次（包括低密度脂蛋白胆固醇、高密度脂蛋白胆固醇、总胆固醇及甘油三酯）；

用调脂药物治疗者，需要增加检测次数；

妊娠期间每三个月查一次。

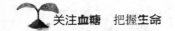

（七）足部检查

糖尿病患者下肢截肢的相对危险性较非糖尿病患者高40倍，预防和治疗足溃疡可以明显地降低截肢率。

糖尿病足治疗困难，但预防则十分有效。

内分泌科开展的新业务"糖尿病足诊疗箱"能及早发现糖尿病足的风险。

加强足部的检查：

有足病及危险因素者：应每天检查足部；

普通患者：每三个月到医院进行足及相关检查。

（八）肾脏检查

在健康人群中，尿白蛋白的排泄量一般在每天30毫克之内。微量白蛋白（MAU）是指尿中的白蛋白含量超出了健康人群的参考范围，在尿中非正常地存在，排泄量大于30毫克（每毫升20微克），它通常被认为是肾功能衰竭、糖尿病和心血管疾病并发症的早期临床标志。因此，尿液中微量白蛋白的检测对疾病的早期诊断、早期治疗和减少风险有重要的参考价值和临床意义。

微量白蛋白尿是心血管疾病和肾功能衰竭的危险因素。

检查频率：

每次随诊时查尿常规；

每年检测尿微量白蛋白及血清肌酐浓度；

妊娠期间每三个月检查一次。

尿微量白蛋白检测：内分泌科化验尿微量白蛋白只需10分钟即出结果。

（九）眼底检查

糖尿病视网膜病变是导致成年人失明的主要原因；2型糖尿病成年患者中大约有20%～40%出现视网膜病变。

检查频率：

每年检查一次眼底；

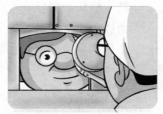

图2-52 检查眼底

妊娠期间每三个月查一次眼底。

(十)心血管疾病的筛查

心血管病变是糖尿病患者的主要健康威胁,表现为胸闷、胸痛、压迫沉重感、心肌梗死、心力衰竭。糖尿病患者 10 人中有 8 人死于心血管事件。

警惕:很多患者无胸痛症状!

筛查:至少每年评估心血管病变的危险因素。

评估内容包括:

1. 当前或以前心血管病病史;

2. 年龄;

3. 有无腹型肥胖;

4. 吸烟;

5. 血脂异常;

6. 家族史;

7. 尿白蛋白排泄率;

8. 房颤;

9. 静息时心电图情况。

四、糖尿病的控制目标

(一)2 型糖尿病控制标准(2010 年版中国 2 型糖尿病防治指南,表 2 - 33)

表 2 - 33　2 型糖尿病控制标准

检测指标		目标值
血糖[a](毫摩尔/升)	空腹	3.9～7.2
	非空腹	≤10.0
糖化血红蛋白(%)		<7.0
血压(毫米汞柱)		<130/80
高密度脂蛋白(毫摩尔/升)	男性	>1.0
	女性	>1.3

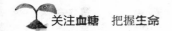

检测指标		目标值
甘油三酯(毫摩尔/升)		＜1.7
低密度脂蛋白 (毫摩尔/升)	未合并冠心病	＜2.6
	合并冠心病	＜2.07
体重指数(千克/米²)		＜24
尿蛋白/肌酐比值 (毫克/毫摩尔)	男性	＜2.5(22 毫克/克)
	女性	＜3.5(31 毫克/克)
或：尿蛋白排泄率		＜20 微克/分钟(30 毫克/24 小时)
主动有氧活动(分钟/周)		≥150

注：a 毛细血管血糖

(二)儿童和青少年 1 型糖尿病血糖控制目标(表 2 – 34)

表 2 – 34　儿童和青少年 1 型糖尿病血糖控制目标

	血糖目标值范围(毫摩尔/升)		糖化血 红蛋白(％)	理由
	餐前	睡前/夜间		
幼儿—学龄 前期(0～6 岁)	5.6～10.0	6.1～11.1	7.5～8.5	脆性,易发生低血糖
学龄期 (7～12 岁)	5.0～10.0	5.6～10.0	＜8.0	青春期前低血糖风险相对高,而并发症风险相对低
青春期和 青少年期 (13～19 岁)	5.0～7.2	5.0～8.3	＜7.5	有严重低血糖的风险,需要考虑发育和精神健康;如无过多的低血糖发生,能达到 7％以下更好

小贴士 **34**

34-1 早上 10 点了,还饿着肚子去医院查空腹血糖对吗? 不对

空腹血糖并不仅仅指的是没有进食(至少 8 小时没有进食热量),还有时间的要求(晨 5~8 时),因为在早上 5~8 点人体分泌的各种激素最多,即使没进食也会使血糖升高(黎明现象),而过了这个点,就不能完全反映黎明现象了,并且空腹出门会增加低血糖等事件的发生。最好学会使用血糖仪,自己在家先查血糖,再带着血糖记录本去看医生。

34-2 如何才能做到规范监测血糖

血糖的自我监测是指导血糖控制达标的重要措施,也是减少低血糖风险的重要手段。血糖监测的时间通常包括:三餐前、三餐后和睡前,如果出现头晕、乏力等低血糖症状也要及时检查。

监测的频率则取决于治疗的目标和方式。使用胰岛素的患者在治疗的开始阶段,建议每日至少测血糖 5 次,达到治疗目标后,建议每日监测血糖 2~4 次。

坚持长期监测和做好血糖值的记录,能如实反映血糖控制状态和整体治疗的情况。

请你保存好每次的监测结果,并在就诊时把血糖记录单带给医生看。这为制定医疗方案,帮助你调整饮食、运动等生活方式提供重要的依据。

建议糖友在家中配备一台血糖仪,便于定时监测血糖和记录结果。如果没有血糖仪,你也可以去医院进行快速血糖检测。

34-3 糖尿病患者管理好血糖最重要,血压、血脂无须严格控制——错误

高血压是糖尿病最常见的伴发病之一。糖尿病合并高血压,会

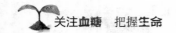

加速心血管病、脑卒中、肾病及视网膜病变的发生和进展。因此,糖友们去医院每次就诊时都需测量血压,也可以常在家中进行自我测量。

对于 2 型糖尿病患者,常见的血脂异常是甘油三酯增高,高密度脂蛋白胆固醇降低,低密度脂蛋白胆固醇不变或轻度升高。控制好血脂的各项指标,将有益于降低心血管疾病的发病风险。

因此,除了控制你的血糖水平尽可能接近正常范围,你还应该经常关注其他指标是否达标。适当运动,控制或减轻体重,减少盐的摄入,戒烟少酒——保持乐观的心态和良好的生活方式,是糖友预防和延缓疾病的"法宝"。

第三章

突发急性并发症
——冷静处理　从容应对

TUFA JIXING BINGFAZHENG

LENGJING CHULI CONGRONG YINGDUI

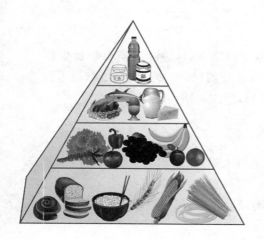

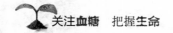

第一节 低血糖

糖尿病低血糖是指糖尿病患者在药物治疗过程中发生的血糖过低现象,可导致患者不适甚至生命危险,也是血糖达标的主要障碍,应该引起特别注意和重视。

一、什么是低血糖

对非糖尿病患者来说,低血糖的诊断标准为血糖<2.8毫摩尔/升。而接受药物治疗的糖尿病患者只要血糖水平≤3.9毫摩尔/升就属于低血糖范畴。

低血糖是糖尿病治疗过程可能发生的严重并发症,常见于老年、肾功能减退以及有严重微血管和大血管并发症的患者,是血糖控制达标过程中应该特别注意的问题。严重、持续的低血糖会对脑组织造成严重的损害,甚至导致死亡。了解低血糖,学会低血糖的防治常识非常重要。

糖尿病患者常伴有自主神经功能障碍,影响机体对低血糖的反馈调节能力,增加了发生严重低血糖的风险。同时,低血糖也可能诱发或加重患者自主神经功能障碍,形成恶性循环。

二、引起低血糖的原因

◎误餐或忘了吃点心,或进餐太迟,或因病而食欲减退但未相应减少降糖药的用量;

◎运动量比平时大,而没有及时加餐,以注射胰岛素患者多见;

◎口服降糖药或胰岛素用量过大；

◎空腹大量饮酒；

◎吃药时间过早，而吃饭时间延迟了；

◎因生病而造成进食较少，却没有相应地减少药物的用量。

三、低血糖的症状

低血糖的临床表现与血糖水平以及血糖的下降速度有关，可表现为交感神经兴奋（如心悸、焦虑、出汗、饥饿感等）和中枢神经症状（如神志改变、认知障碍、抽搐和昏迷）。

但是老年患者发生低血糖时常可表现为行为异常或其他非典型症状。夜间低血糖常因难以发现而得不到及时处理。有些患者屡发低血糖后，可表现为无症状的低血糖昏迷。

常见症状：

◎全身软弱无力、出虚汗；

◎看不清东西、眼冒金星、头晕；

◎心慌、心跳加速；

◎手、脚、嘴唇或舌头发麻；

◎精神错乱、说不清话；

◎饥饿；

◎健忘；

◎嗜睡；

◎焦虑不安；

◎面色苍白。

四、低血糖发作时的处理方法

1. 有条件的患者可即刻用血糖仪进行测定，血糖≤3.9毫摩尔/升者应作以下处理：

◎食用15～20克碳水化合物类的食品（葡萄糖为佳）。

◎举例：果汁约半杯、含糖水约半罐、蜂蜜1汤匙、方糖6块、

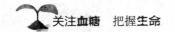

葡萄糖片 1～3 片、糖果 2～3 块等等。

◎ 15 分钟后,若症状还未消失可再吃一次。若症状消除但离下次进餐还有 1 小时以上,则需加食一份主食,如 1 片面包、一个小馒头等。若发生在夜间,可另吃含蛋白质及碳水化合物的点心。

◎ 如果症状未缓解,立即送医院。

特别注意:注意不要饮用含甜味剂的饮料,因为甜味剂例如木糖醇虽然是甜的,却不含葡萄糖,不能升高血糖,缓解低血糖。

2. 告诉家人或朋友要做的事情:

◎ 患者无法自己处理低血糖,或神志不清甚至突发昏迷,不管什么原因,事先要教会他人紧急处理的办法。

◎ 告诉别人果汁、葡萄糖放置的地方。

◎ 需要注射胰高糖素的患者,应准备一个胰高糖素应急盒。胰高糖素是能够促进肝脏释放葡萄糖的激素。并告诉他人使用方法与放置的地方,肌肉注射通常成人为 1 毫克,儿童为 0.5 毫克,或静脉注射葡萄糖,或将患者侧卧,将糖浆挤入口中。

◎ 拨打 120 电话,救护车送医院。

3. 医院如何处理低血糖:

立即监测血糖;

意识清楚者,口服 15～20 克糖类食品(以葡萄糖为佳);意识障碍者,给予 50% 葡萄糖液 20 毫升静脉注射。

15 分钟后测血糖,血糖≤3.9 毫摩尔/升,再给予 15 克葡萄糖口服,血糖在 3.9 毫摩尔/升以上,但距离下一次就餐时间在 1 小时以上,给予含淀粉或蛋白质食物,血糖≤3.0 毫摩尔/升,继续给予 50% 葡萄糖 60 毫升静脉注射。

再过 15 分钟若低血糖恢复,应了解低血糖发生的原因,调整用药,注意低血糖诱发的心、脑血管疾病,监测生命体征,进行动态血糖监测,以避免低血糖再次发生,对患者实施糖尿病健康教育,携带糖尿病急救卡片和糖果,儿童或老年患者的家属要进行相关培训。

若低血糖未恢复,需静脉滴注 10% 葡萄糖。注意长效胰岛素及磺脲类药物所致低血糖不易纠正,可能需要很长时间葡萄糖输注。意识恢复后至少监测血糖 24～48 小时。

五、如何预防低血糖

◎ 经常测血糖;

◎ 胰岛素、口服降糖药应定时按量注射、服用;

◎ 准时定量就餐;

◎ 若不能按时进餐,应在进餐时间吃点水果、果汁或饼干等;

◎ 运动时不宜空腹,如果运动前后血糖低于 5.6 毫摩尔/升时要吃点心;

◎ 随身携带含糖小食品和糖尿病低血糖急救卡;

◎ 不要酗酒或空腹饮酒;

◎ 遵从糖尿病医生指导,接受教育,合理治疗,防止低血糖发生,特别要避免反复发生低血糖。若反复发生低血糖时应及时复诊,遵医嘱调整治疗方案或适当调高血糖控制目标。

小贴士 35

"如果得了糖尿病就不能吃糖了,因此低血糖时也拒绝吃糖",这种观点对吗?

这种想法已经过时,多数糖尿病患者都可以适量吃一些含糖的食物,只要总热量在控制范围之内即可。严重、持续的低血糖会对脑组织造成严重的损害,甚至导致死亡,低血糖一旦出现应立即纠正,避免出现意外。

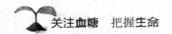
第二节 糖尿病酮症酸中毒(DKA)

糖尿病酮症酸中毒(DKA)主要发生在 1 型糖尿病,在感染等应急情况下 2 型糖尿病患者也可发生。是在各种诱发因素作用下,胰岛素缺乏以及拮抗激素升高,导致高血糖、高酮血症和酮尿症以及蛋白质、脂肪、水和电解质代谢紊乱,同时发生代谢性酸中毒为主要表现的临床综合征。糖尿病酮症酸中毒是临床上最常见的急性并发症。

常见的诱因有急性感染、胰岛素不适当减量或突然中断治疗、饮食不当、胃肠疾病、脑卒中、心肌梗死、创伤、手术、妊娠、分娩、精神刺激等。

一、主要临床表现

表现多尿、烦渴多饮和乏力等症状加重。失代偿性阶段出现食欲减退、恶心、呕吐,常伴头痛、烦躁、嗜睡等症状,呼吸深快,呼气中有烂苹果味(丙酮气味);病情进一步发展,出现严重失水现象,尿量减少、皮肤干燥、眼球下陷、脉快而弱、血压下降、四肢厥冷;到晚期,各种反射迟钝甚至消失,终至昏迷。

二、实验室检查

血糖明显升高,代谢性酸中毒,尿糖及酮体阳性。

三、治疗原则

积极补液,纠正脱水;小剂量胰岛素静脉输注、控制高血糖,纠正水、电解质和酸碱失衡以及去除诱因和治疗并发症。加强糖尿病教育,预防 DKA 的发生。

四、预防措施

◎ 不要擅自停用胰岛素;

◎ 当感到不舒服的时候,检测血糖和尿酮,如果血糖连续两次超过 13.3 毫摩尔/升或尿酮阳性,及时去医院;

◎ 增加液体摄入量,多喝一些无糖、无咖啡因的流质,如清水肉汤等;

◎ 如果持续呕吐或腹泻,不能喝流质的时候,立刻去医院。

第三节
糖尿病高血糖高渗压综合征(HHS)

糖尿病高血糖高渗压综合征(HHS)是糖尿病的严重急性并发症之一,大多发生在老年 2 型糖尿病,主要原因是促使体内胰岛素升高的因素减少,同时伴有严重失水,导致血糖显著升高。常伴有神经系统功能损害症状,严重者昏迷,死亡率高。

一、主要临床表现

常常起病比较隐匿,表现为严重脱水,进行性意识障碍、神经精神障碍等症状。

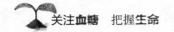
二、实验室检查

严重高血糖,血浆有效渗透压升高,尿糖强阳性,无明显酮症。

三、治疗原则

积极补液,纠正脱水;小剂量胰岛素静脉输注、控制高血糖,纠正水、电解质和酸碱失衡以及去除诱因和治疗并发症。

老年糖尿病患者,要预防高血糖高渗压综合征的发生。

四、预后

HHS 预后不良,死亡率为 DKA 的 10 倍以上,抢救失败的原因是高龄、严重感染、重度心力衰竭、肾衰竭、急性心肌梗死和脑梗死。

第四节　糖尿病乳酸性中毒

主要是体内无氧酵解的糖代谢产物大量堆积,导致高乳酸血症,进一步出现血 pH 降低,即为乳酸性酸中毒。糖尿病合并乳酸性酸中毒的发生率不高,但死亡率高。大多发生在伴有肝、肾功能不全,或伴有慢性心肺功能不全等缺氧性疾病患者,尤其见于服用苯乙双胍(降糖灵)者。

一、主要临床表现

疲乏无力,厌食、恶心、呕吐,呼吸深大,嗜睡等。大多数有服用双胍类药物史。

二、实验室检查

明显酸中毒,但血尿酮体不升高,血乳酸水平升高。

三、治疗原则

应积极抢救。治疗方法包括补液,扩容,纠正脱水和休克,补碱应尽早且充分。必要时透析治疗,去除诱发因素。

四、预防措施

严格掌握双胍类药物的适应证,尤其是苯乙双胍,对伴有肝、肾功能不全,慢性缺氧性心肺疾病,一般情况差的患者忌用双胍类降糖药。二甲双胍引起乳酸性酸中毒的发生率大大低于苯乙双胍,因此建议需用双胍类药物治疗的患者尽可能选用二甲双胍。使用双胍类药物患者在遇到急性危重疾病时,应暂停本药,改用胰岛素治疗。

第四章

糖尿病的危害
——血糖事小　并发症事大

TANGNIAOBING DE WEIHAI

XUETANG SHIXIAO BINGFAZHENG　SHIDA

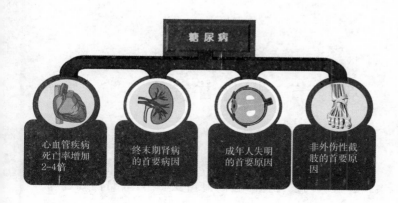

糖尿病

心血管疾病死亡率增加2~4倍

终末期肾病的首要病因

成年人失明的首要原因

非外伤性截肢的首要原因

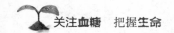

糖尿病并发症总是伴随血糖控制不佳而悄悄来临，但是一旦出现，却是气势汹汹，严重影响你的生活质量，并时刻威胁着你的生命。

2011 年 9 月 13 日，里斯本，IDF 发布糖尿病全球最新数据：全球糖尿病患者数已增至 3.66 亿人，每年约有 460 万人死于糖尿病，平均每七秒钟就有 1 人死于糖尿病。糖尿病已对全球医疗体系构成"巨大挑战"。

第一节　急性并发症

糖尿病急性并发症如下：

◎ 糖尿病酮症酸中毒；

◎ 糖尿病高血糖高渗压综合征；

◎ 糖尿病乳酸性中毒；

◎ 低血糖。

第二节　慢性并发症

高血糖会损害血管内皮细胞。在高血糖状态下，大量的葡萄糖及炎症反应会对血管内皮细胞造成损伤直至形成粥样斑块,造成动脉壁的硬化。这些斑块脱落或破裂,阻塞脑部的血管就会发生卒中,阻塞心脏的血管就会引起心绞痛,甚至心肌梗死。

糖尿病患者高血糖和低血糖交替发生,血糖的剧烈波动可以造成氧化应激,就像波浪不断侵蚀堤坝,血糖的波动损伤血管的内皮细胞并进一步导致并发症的发生。氧化应激也可以对胰腺中分泌胰岛素的 β 细胞产生影响。降低餐后血糖,平稳血糖控制,可以降低氧化应激反应,从而延缓并发症的发生。糖尿病慢性并发症如图 4-1 所示。

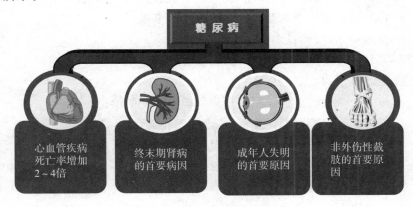

图 4-1 糖尿病慢性并发症

一、大血管病并发症——糖尿病心脑血管并发症

糖尿病引起的血管病变累及心、脑大血管,导致心脑血管动脉粥样硬化病变加速发展,主要表现为冠心病、脑卒中等。

(一)糖尿病心脑血管并发症的危害

糖尿病引发冠心病和脑血管病。80%的糖尿病患者最终死于心脑血管疾病。

国外前瞻性糖尿病研究表明:新诊断 2 型糖尿病患者已存在心脑血管病变:心电图异常 18%;心肌梗死 2%;心绞痛 3%;中风/短暂性脑缺血 1%。

(二)引发糖尿病心脑血管并发症的危险因素

糖尿病患者高糖化血红蛋白、血糖异常波动、餐后高血糖、肥胖、高血压、血脂异常、胰岛素抵抗……久之可致动脉粥样硬化血栓形成引发冠心病和脑血管疾病。

血糖异常波动常见于糖尿病患者,特点:波动幅度大,时限长,变异大,表现机体自身调节能力较差。有研究发现:1 小时血糖波动＞5.6 毫摩尔/升,心脏病事件增加;餐后 2 小时高血糖,冠心病和总死亡率增高;空腹血糖变化幅度较大,心血管疾病死亡率增加。

(三)糖尿病心脑血管并发症防治注意事项

常规防治之外,糖友还应注意:

◎ 积极接受糖尿病并发症防治教育;

◎ 重视不典型或轻微症状;

◎ 有心脑血管疾病时更应重视对低血糖的防治;

◎ 考虑自身疾病及承受能力,合理安排运动。

(四)糖尿病脑血管疾病护理要点

◎ 注意控制血压、血糖及血脂;

◎ 戒烟,戒酒,低脂饮食;

◎ 注意预防低血糖;

◎ 注意预防感染;

◎ 康复治疗中需注意预防直立性低血压,训练应循序渐进。

(五)脑卒中的早期症状

◎ 突然一只眼或双眼短暂发黑或视物模糊;

◎ 突然看东西双影或伴有眩晕;

◎ 突然一侧手、脚或面部发麻或伴有肢体无力;

◎ 突然舌头发笨、说话不清楚等;

◎ 没有任何预感突然跌倒,或伴有短时神志不清。

(六)脑卒中急救常识

◎ 脑卒中患者最好在发病 3 小时内得到有效治疗;

◎若有人发生脑卒中,身边的人应将患者放平,仰卧位,不要枕枕头,头偏向一侧;

◎切忌给患者服用口服药物;

◎在没有确诊前,随意用药可能会加重病情;

◎立即拨打急救电话,并简单叙述病情,让急救医生做好抢救准备,不要选择自驾车或出租车转运。

(七)如何现场抢救猝死患者

打开气道;清理呼吸道;采用压额抬颌法,使气道充分打开。

人工呼吸:口对口密封吹气,每分钟吹气 10～12 次。

胸外心脏按压:一掌根置于胸骨中下 1/3,另一手掌重叠于前一手背上垂直向下按压,使胸骨下陷至少 5 厘米,频率至少为 100 次/分。

(八)糖尿病心血管疾病护理要点

1. 定期做心电图等心脏相关检查:

糖尿病冠心病患者往往无临床症状或症状轻微;

有症状时,立即进行心脏相关检查;

无症状时,需 3～6 个月复查心电图,必要时做冠脉造影。

2. 治疗中要尽量避免低血糖:

避免空腹运动;

加强血糖监测;

谨慎选择降糖药;

避免使用对心脏有不良影响的降糖药物。

(九)冠心病的早期症状

◎劳累或紧张时突然出现胸骨后或左胸部疼痛;

◎体力活动时有心慌、气短、疲劳和呼吸困难感;

◎饱餐、寒冷、看惊险影片时感到心悸、胸痛;

◎少量运动即感胸闷、心悸、呼吸不畅和空气不够;

◎夜间需高枕,夜间呼吸不畅、憋醒;

◎长期发作的左肩痛,经一般治疗反复不愈;

◎反复出现脉搏不齐,过速或过缓。

(十)冠心病急救要点

休息

停止一切活动,减少心肌耗氧量

通畅呼吸

开窗通风

解开衣领

清除口内呕吐物

舌下含服硝酸甘油一片

心肺复苏

打开气道

人工呼吸

胸外心脏按压

二、微血管并发症

(一)糖尿病眼病

◎糖尿病眼病是糖尿病患者失明的主要原因,是目前眼科的三大致盲病变之一。

◎患糖尿病的时间越长,发生糖尿病眼病的概率越大。病程在 5 年内,发病率为 25%;病程 5～15 年发病率为 50%;病程 15 年以上,发病率为 75%。

◎在早期往往没有明显症状,随着病情的发展主要表现为:视力下降、视物模糊、眼底出血、渗出、视网膜脱落、失明等(图 4 - 2)。

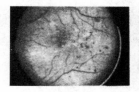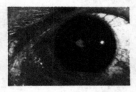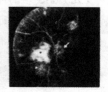

图 4 - 2 糖尿病眼底病变

（二）糖尿病肾病(DN)

糖尿病肾病(DN)即糖尿病性肾小球硬化症,是以微血管病变为主的肾小球病变,是糖尿病常见的慢性并发症之一,是糖尿病死亡的主要原因之一。发病率比非糖尿病患者高 17 倍。

1. 糖尿病肾病分为 5 期

Ⅰ期：肾小球高滤过期,以肾小球滤过率增高和肾体积增大为特征；

Ⅱ期：正常白蛋白尿期,运动后白蛋白尿增加；

Ⅲ期：尿微量白蛋白期,尿微量白蛋白持续升高,尿蛋白定性阴性；

Ⅳ期：临床肾病期,尿蛋白定性阳性,肾功能异常；

Ⅴ期：肾功能衰竭期。

2. 糖尿病肾病的临床表现

◎ 蛋白尿：早期唯一表现,尿微量白蛋白(尿蛋白)；

◎ 水肿：早期可没有水肿,血白蛋白降低后出现；

◎ 高血压：多见于长期蛋白尿患者；

◎ 肾功能不全：尿素氮及肌酐升高；

◎ 贫血：多在发生肾功能不全后出现贫血。

患者早期没有明显特征,不易察觉。内分泌科的"尿微量白蛋白测定"可协助早诊断。

（三）糖尿病足

指下肢远端神经异常和不同程度周围血管病变引起的足部感染、溃疡和(或)深层组织破坏。

1. 病因

趾端缺血、神经病变、感染。糖尿病时,由于动脉粥样硬化及血栓形成致管腔狭窄或阻塞、毛细血管基底膜增厚、内皮细胞增生、血黏度增加、血液凝集性增加,微循环发生障碍,导致指端缺血而出现溃烂、感染、坏死。

糖尿病足是糖尿病导致截肢的重要原因。老年患者尤其多发。

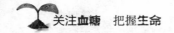

2. 足部一般表现

皮肤干燥、无汗、手足麻木、刺疼、感觉丧失等。

3. 缺血表现

皮肤弹性差、皮温下降、脚发凉、怕冷、皮肤苍白或青紫、皮色变暗、水肿等症状;小腿抽筋、疼痛,疼痛在行走时加重,最典型的是间歇性跛行、动脉搏动减弱或消失。出现伤口时经久难愈。

4. 周围神经病变表现

疼痛、麻木、灼热、针刺感等。尤其是糖尿病无痛性神经病变,非常危险。脚对下列情况感觉减退,如烧伤、碰伤、磨破、水疱。当神经受到损害时,它将不能正确地传达信号。此时,发生严重足病的风险就会大大提高。

5. 糖尿病足部形态、功能的改变

长期的糖尿病可以引起一些糖尿病足部形态、功能的改变。这些常见的足病,不仅可影响双脚的正常功能,而且非常容易引发后续的损伤感染,特别是在保护不当和穿不合适的鞋时。如:指外翻、指囊炎、爪形趾、鸡眼、胼胝和老茧、足跟痛,足部异常受压、摩擦和溃疡。

6. 糖尿病足的主要危害

足部疼痛、足部深部溃疡、坏疽。

7. 发生糖尿病足的危险因素

◎ 血糖和血压控制不佳;

◎ 男性患者;

◎ 吸烟;

◎ 糖尿病病程超过 10 年;

◎ 老年人,尤其是独自生活者;

◎ 合并血管、肾病、眼底或神经病变;

◎ 以往有足溃疡史或截肢史;

◎ 足部畸形,如鹰爪足;

◎ 失眠或视力严重减退,不能观察自己足部的患者。

8. 糖尿病足的诱发因素

◎ 损伤、新鞋磨破伤等；

◎ 溃破、水疱破裂、烫伤、碰撞伤；

◎ 趾间或足部皮肤瘙痒而抓伤皮肤。

9. 糖尿病足的预防和护理

(1)足部检查方法

◎ 每天仔细观察双足、足趾，尤其是足趾之间；

◎ 检查足部是否有伤口、水疱、红肿、鸡眼、皮肤变色、内生指甲或其他问题；

◎ 如果无法看清自己的足底部，可以请求他人帮助或利用一面镜子观察(把镜子放在地板上可能效果更好)；

(2)掌握正确的洗脚方法

◎ 洗脚时动作一定要轻柔；

◎ 用温水洗脚，水温不超过 37℃；

◎ 用不含致敏物质的软性肥皂；

◎ 洗完后用干净、柔软和吸水性好的毛巾轻轻将水擦干，特别是脚趾缝；

◎ 皮肤干燥时可用保湿霜，脚趾间不用。

(3)趾甲护理的方法

◎ 推荐定期进行趾甲护理(如每周一次)；

◎ 要用趾甲钳将趾甲小心修剪平整，不要剪得太短，长度与趾尖平齐；

◎ 如果视力不佳，应请家人帮助；

◎ 如果发生趾甲陷进肉里，应请足病医生或护士处理。

(4)正确选鞋、买鞋

◎ 鞋子的长度、宽度、深度都应合适；

◎ 鞋的脚趾部分应该深而宽，保证脚趾有足够的活动空间；

◎ 感觉障碍的患者在穿鞋前应该用手检查鞋内是否有钉子、趾甲或异物；

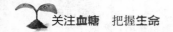

◎买鞋的时间尽可能选择在下午,穿新鞋时要特别小心,让脚逐渐适应;

◎不要穿高跟鞋或尖头鞋;

◎不要光脚行走。

(5)选择合适的袜子

◎穿清洁、干燥、柔软的浅色棉袜或纯羊毛袜;

◎穿袜子前一定要检查袜子是否平坦、柔软和无皱,最好穿无接缝的袜子;

◎不可穿太紧或太松的袜子,避免穿有松紧带的袜子,以免挤压足部;

◎每天换洗袜子。

(6)鞋垫的选择

◎推荐用皮革鞋垫;

◎鞋垫应该没有可导致皮肤受压的突起;

◎晚间推荐取出鞋垫进行清洁或烘干。

(7)真菌感染的护理

◎脚部出汗较多的人特别容易受真菌感染,所以要经常保持足部干爽;

◎如果有脚癣,应请医生和护士诊治,使用合适的药物治疗;

◎合理使用抗真菌药。

(8)"冷脚"护理的特别注意事项

◎冷的脚应该穿羊毛袜和(或)毛皮制的鞋子保暖;

◎禁止使用热水袋、电热毯、加热器和加热垫。

(9)预防损伤的护理

◎烫伤、割伤或擦伤等,必须立即处理;

◎小的损伤要立即用盐水清洗,用消毒纱布覆盖;

◎切记不要自己弄破足部的水疱,万一水疱破裂,应请医生或护士处理伤口;

◎对于大的损伤、不愈合的伤口或有感染迹象的伤口应该寻求医生帮助。

（10）鸡眼和胼胝的特殊护理

◎ 不要用化学药膏处理，因为这些药膏具有强烈的腐蚀性；

◎ 换一双更舒适的鞋子，因为这通常是由鞋子过紧造成的；

◎ 千万不要自己试着用刀片或鸡眼水剔除鸡眼或老茧，应请足病医生或护士处理。

（四）糖尿病神经病变

◎ 胃肠麻痹：饭后有饱胀感、恶心、呕吐、腹泻、便秘等；

◎ 不能感觉到尿意、排尿不尽，易导致肾脏、膀胱感染；

◎ 常会引起上下肢疼痛、烧灼感或感觉丧失、麻木或麻刺感；

◎ 阳痿；

◎ 阴道干燥、阴道感染机会增加；

（五）皮肤并发症

皮肤感觉瘙痒，皮肤干燥、敏感，皮肤溃疡不易愈合。

（六）糖尿病牙齿的并发症

高血糖增加牙齿和牙龈病变的机会，吸烟显著增加牙龈病变的危险性。

第三节　如何预防糖尿病慢性并发症

因受临床监测水平所限，患者被确诊糖尿病时，其糖代谢紊乱已有较长时间。微血管并发症的产生，就像人体所有的血管、组织均被长期"泡"在高糖血液中一样，病变过程长而缓慢，也正因为如此，才更易被人们忽视，等到发觉时，血管组织已是千疮百孔，血管壁"漏洞

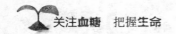

百出",其渗透性增加,血液黏滞,流通不畅,导致组织缺血、缺氧,进而出现某些器官,如心、脑、肾、眼、皮肤等的损害,有人说"糖尿病并不可怕,可怕的是其并发症",这是因为糖尿病患者大多数致死及致残原因均与其并发症有关!因此早期预防、治疗非常重要!

一、防治原则

◎ 首先控制血糖,避免其继续危害人体;

◎ 被确诊为糖尿病时,可尽早使用毛细管循环改善剂等药物,保护血管循环环境,进行微血管并发症的防治治疗,防治其进一步威胁人体器官;

◎ 积极治疗其他并发症,如高血压、高脂血症等;

◎ 戒除不良生活习惯,如吸烟、酗酒、生活不规律等;

◎ 饮食宜清淡、低脂、高纤维化;

◎ 经常运动;

◎ 定期到医院做相关检查,如视力、眼底、血压、血糖、血脂、肾功能等,严密检测身体变化,及早发现征兆,及早治疗。

二、心脑血管疾病的预防

◎ 保持血糖的良好控制;

◎ 更积极地参与体育活动,并保持规律运动;

◎ 适量饮酒;

◎ 定期测血糖并控制血压;

◎ 将体重减至理想体重,并保持下去;

◎ 心情放松;

◎ 低脂、低盐饮食;

◎ 戒烟。

三、关注眼部病变,定期检查并及早治疗

◎ 糖尿病性视网膜病变贯穿于糖尿病的各个不同时期,初期无

明显临床症状；

◎ 定期检查血糖,将血糖控制在正常水平,同时预防性服用毛细血管循环改善剂,是延缓糖尿病性视网膜病变的根本；

◎ 每隔 3～6 个月应散瞳检查一次眼底,以尽早发现糖尿病性视网膜病变；

◎ 一旦发现糖尿病性视网膜病变应及早做眼底荧光血管造影,客观地了解视网膜缺血程度,以早期给予药物治疗,阻断糖尿病性视网膜病变的进程；

◎ 糖尿病性视网膜病变引起视网膜脱落时应手术治疗,避免糖尿病患者终极致盲；

◎ 一旦发生任何下述症状,立即去医院眼科检查：

视物模糊；

视物重影,眼前出现黑点或漂浮物；

感到眼胀；

单眼或双眼受损；

不能像过去一样看到眼睛两侧的东西；

阅读困难。

四、糖尿病肾病的预防

◎ 保持血糖接近控制目标；

◎ 尽可能保持血压正常；

◎ 定期到医院检查,确诊糖尿病后每年检查一次尿微量白蛋白,若异常,则应在 3 个月内重复检测；

◎ 对于泌尿系统的感染要立即进行治疗。在得不到全面治疗之前,不要擅自停用抗生素。

五、足部的日常护理

◎ 每天用性质温和的肥皂和温水洗脚,洗脚前应先用手试水温(＜37℃),洗脚后用干燥的纯棉毛巾擦干双脚,包括趾间；皮肤干燥

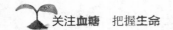
者应涂抹润肤乳或营养霜,但不要涂到趾间!

◎ 每天检查足部,看有无创口、水疱、红肿
等表现(图4-3)。如果自己无法看见足底,可
借助镜子或请别人帮忙。如发现有任何问题,
不管问题多小,都要立刻和医生联系;即使很小
的伤口也要在医生的指导下做相应的处理。

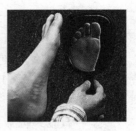

图4-3 检查足部

◎ 修剪趾甲应在洗脚后,平剪趾甲并修整
好甲缘,不可剪得太深,以免损伤皮肤,造成甲沟感染(图4-4)。

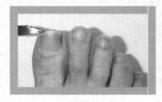

正确做法

错误做法

图4-4 修剪趾甲

◎ 平时要穿吸汗性能好、浅色无接缝的柔软棉袜,而且袜子不要
太紧。

◎ 不要赤脚走路,以免受到意外伤害。

◎ 一定要注意仔细检查鞋子内有无坚硬异物,如每次穿鞋前,摇
晃一下你的鞋,因为即使一颗很小的沙粒都有可能惹来麻烦。

◎ 选穿合适的鞋子(图4-5)。不要赤脚穿鞋,不要穿塑料鞋和
尖头硬皮鞋。如果你的足部已失去感觉,请医生指导你适合穿什么
样的鞋。

◎ 初穿新鞋的时间不要太长,每次试穿不超过半小时。

◎ 为了避免烫伤,不要用热水袋、电热毯来暖脚。

◎ 不要做爬山、跑步等剧烈运动。

◎ 不要吸烟。

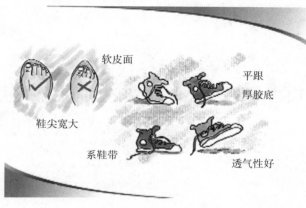

软皮面

平跟

厚胶底

鞋尖宽大

系鞋带

透气性好

图 4-5　选择合适的鞋

六、皮肤并发症的预防

◎ 每天用性质温和的肥皂洗澡,使皮肤清洁;

◎ 理发或刮脸时,需注意清洁以免感染;

◎ 如果发现发红、肿胀等皮肤问题,给医生打电话或去医院就诊;

◎ 外出时要抹防晒霜。

七、牙齿并发症的预防

◎ 保持血糖接近控制目标;

◎ 每 3～6 个月去口腔科就诊,告诉牙医你的血糖控制情况;

◎ 每天多次用软毛牙刷刷牙,尤其在餐后;

◎ 定期用牙线清理牙齿;

◎ 苏打水和双氧水可帮助防止口腔细菌生长;

◎ 不要吸烟。

第五章

糖尿病的特殊情况

TANGNIAOBING DE TESHU QINGKUANG

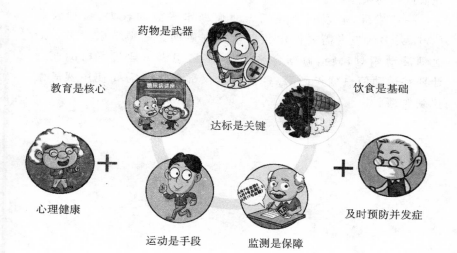

第一节　糖尿病妊娠与妊娠糖尿病

只要很好地计划和努力,糖尿病妇女也能生出一个健康的宝宝。怀孕期间维持良好的血糖水平是母婴平安的关键。

糖尿病妊娠:在糖尿病诊断之后妊娠者为糖尿病合并妊娠。

妊娠糖尿病:在妊娠期间首次发生或发现的糖耐量减低或糖尿病为妊娠糖尿病(GDM)。妊娠糖尿病患者其中可能包含了一部分妊娠前已有糖耐量减低或糖尿病,在孕期首次被诊断的患者。

妊娠期间高血糖的主要危害是围产期母婴临床结局不良和死亡率增加,包括母亲发展为2型糖尿病、胎儿在宫内发育异常、新生儿畸形、巨大儿(增加母婴在分娩时发生并发症与创伤的危险)和新生儿低血糖的风险增加等。

一般来讲,糖尿病合并妊娠时血糖水平波动较大,血糖较难控制,大多数患者需要使用胰岛素控制血糖。妊娠糖尿病患者的血糖波动相对较轻,血糖容易控制,多数患者可通过严格的饮食计划和运动使血糖得到满意的控制,仅部分患者需要使用胰岛素控制血糖。

一、糖尿病妊娠

糖尿病妊娠如何计划怀孕,产下一个健康的宝宝? 以下方案可供参考:

计划怀孕→和医生交谈→医护人员给予各方面指导→血糖控制不良→采取避孕措施暂不要怀孕
　　　　征求意见　　控制达到理想体重　　　　　↘血糖控制良好→(计划怀孕前查HbA1c)
　　　　　　　　　饮食调整,增加营养摄入　　　　↓全面的身体检查
　　　　　　　　　适量运动　　　　　　　　　　可以受孕
　　　　　　　　　口服降糖药的改变　　　　　　调整饮食,适量增加营养摄入
　　　　　　　　　加强自我监测　　　　　　　　停用口服药,改用胰岛素
　　　　　　　　　　　　　　　　　　　　　　自我监测(血糖、尿酮)
　　产下一个健康的宝宝←维持良好的血糖控制←适量运动
　　　　　　　　　　　　产前检查　　　　　　避免饮酒
　　　　　　　　　　　　　　　　　　　　　　家人支持、性格开朗

二、给糖尿病妊娠病友的几点建议

1. 糖尿病妇女在怀孕前应作全面的身体检查;

2. 伴有严重高血压、肾功能减退、心脏缺血、增殖性视网膜病变等疾病的糖尿病妇女暂不宜受孕;

3. 当妊娠期间糖尿病病情加重,或发生严重并发症、胎儿畸形等情况要及时终止妊娠。

分娩后继续监测血糖,如想母乳喂养,请告诉医护人员,他们会为你作相应调整。孕前服用口服药的 2 型糖尿病妇女在分娩后需要继续使用胰岛素,直到停止母乳喂养。

三、妊娠糖尿病

(一)妊娠糖尿病的筛查

1. 有高度糖尿病风险的妊娠妇女:

◎ 有妊娠糖尿病史;

◎ 有巨大儿(≥4 千克)分娩史;

◎ 肥胖;

◎ 多囊卵巢综合征;

◎ 有糖尿病家族史;

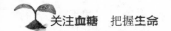

◎早孕期空腹尿糖阳性者；

◎无明显原因的多次自然流产史、胎儿畸形史及死胎史、新生儿呼吸窘迫综合征分娩史者等。

2. 所有妊娠妇女在妊娠 24～28 周采取 75 克 OGTT 测定血糖，做糖尿病筛查（表 5-1）。

表 5-1　妊娠糖尿病的诊断标准

75 克 OGTT	血糖(毫摩尔/升)
空腹	≥5.1
服糖后 1 小时	≥10.0
服糖后 2 小时	≥8.5

注：达到或超过以上至少一项指标。

(二)妊娠期间糖尿病的管理

1. 应尽早对妊娠期间糖尿病进行诊断，在明确诊断后，应尽早按糖尿病合并妊娠的诊疗常规进行管理，1～2 周就诊一次。

2. 根据孕妇的文化背景进行针对孕妇的糖尿病教育。

3. 妊娠期间的饮食标准：既能保证孕妇和胎儿能量需要，又能维持血糖在正常范围而且不发生饥饿性酮症。尽可能选择低生糖指数的碳水化合物。对使用胰岛素者，要根据胰岛素的剂型和剂量选择碳水化合物的种类和数量。应实行少量多餐制，每日 5～6 次。

4. 鼓励尽量通过血糖自我监测，检查空腹血糖、餐后 1～2 小时血糖及酮体（表 5-2）。有条件者每日测定空腹和餐后血糖 4～6 次。

5. 避免使用口服降糖药，通过饮食治疗血糖不能控制时，使用胰岛素治疗。

6. 尿酮阳性时，应检查血糖（因孕妇肾糖阈下降，尿糖不能准确反映孕妇血糖水平），如血糖正常，考虑饥饿性酮体，及时增加食物摄入，必要时在监测血糖的情况下，静脉输注适量葡萄糖。若出现酮症酸中毒，按酮症酸中毒治疗原则处理。

7. 血压应控制在 130/80 毫米汞柱以下。

8. 每 3 个月进行一次肾功能、眼底和血脂检测。

9. 加强胎儿发育情况的监护,常规超声检查了解胎儿发育情况。

10. 分娩方式:糖尿病本身不是剖宫产指征,无特殊情况可经阴道分娩,但如合并其他高危因素,应进行选择性剖宫产或放宽剖宫产指征。

11. 分娩时和产后加强血糖监测,保持良好的血糖控制。

表 5 - 2　妊娠期间血糖控制的目标

监测项目	目标值
空腹、餐前、睡前	3.3～5.3 毫摩尔/升
餐后 1 小时	≤7.8 毫摩尔/升
餐后 2 小时	≤6.7 毫摩尔/升
糖化血红蛋白	< 6.0%

(三)分娩后糖尿病的管理

糖尿病合并妊娠者在分娩后胰岛素的需要明显减少,应注意血糖监测,适当减少胰岛素的用量,避免低血糖。糖尿病的管理与一般糖尿病患者相同。

妊娠糖尿病使用胰岛素者多数在分娩后可以停用胰岛素,继续监测血糖。分娩后血糖正常者应在产后 6 周行 75 克 OGTT,重新评估糖代谢情况,并进行终身随访。

随年龄的增长,妊娠糖尿病的妇女患 2 型糖尿病的机会将增加,因此,应在产后遵循健康的饮食、运动计划,争取母乳喂养,控制体重,以预防或延缓 2 型糖尿病的发生。

(四)妊娠期糖尿病的饮食管理

妊娠与糖尿病互相影响。糖尿病患者妊娠时特别在后半期病情常加重。早期多小产、流产;晚期多羊水、妊娠高血压、巨婴、难产、死胎、新生儿死亡,如并发心血管及肾脏病者更严重。

妊娠期糖尿病患者有无症状均应给予特别严密观察,加强饮食控制。因母体代谢增加营养素的供给量既要满足母体和胎儿生长发育的需求,又要严格监护使体重不增长过快,最好妊娠期体重增长不超过 10～12 千克,体重的增加在前三个月不应超过 1～2 千克,以后每周增加 350 克为宜。为此,妊娠前 4 个月,营养素摄入量与非糖尿病患者相近似;妊娠后 5 个月,每日增加能量 200～300 千卡。饮食既要有足够的能量、蛋白质、钙、磷、铁、锌及多种维生素等,又要不使血糖波动太大。因此,能量的控制适当放宽,每日可达 2000 千卡以上,肥胖的糖尿病妊娠患者也不宜低于 1200 千卡,否则影响胎儿的发育。蛋白质每日每千克体重 1.5～2.0 克,多提供优质蛋白。脂肪每天 50 克,碳水化合物每天需 300～400 克。对妊娠患者最重要的是至少保持每日三餐。即使有妊娠反应也要坚持进餐。轻度妊娠反应者可选用一些清淡无油的食品代替常规饮食。重度妊娠反应者需在医生指导下予以治疗。有水肿倾向和高血压者要限制食盐。

第二节　儿童和青少年糖尿病

主要是患 1 型糖尿病,但近年来由于肥胖儿童的增多,2 型糖尿病的发病率也在逐年增加。有时区分儿童和青少年糖尿病的类型很困难,当患儿貌似 2 型糖尿病时,仍应注意有 1 型糖尿病或其他类型糖尿病的可能。有条件的单位应进一步测定 β-细胞自身抗体和 C-肽释放水平,有助于分型诊断。核医学科化验的"胰岛功能测定"和"胰岛素相关抗体"可协助分型诊断。

一、1 型糖尿病

目前认为病因是在遗传易感性的基础上,外界环境因素(可能包括病毒感染)引发机体自身免疫功能紊乱,导致胰岛 β 细胞的损伤和破坏,胰岛素分泌绝对不足,引发糖尿病。我国儿童青少年 1 型糖尿病患者的绝对数不少于 100 万。

（一）临床表现

起病较急，常因感染或饮食不当发病，可有家族史。

典型者有多尿、多饮、多食和消瘦"三多一少"症状。

患儿多表现为疲乏无力，遗尿，食欲可降低。

约 20%～40%患儿以糖尿病酮症酸中毒急症就诊。

（二）治疗方案及原则

1 型糖尿病的治疗目的是降低血糖，消除症状，预防和延缓各种急、慢性并发症的发生。提高生活质量，使糖尿病患儿能与正常儿童一样生活和健康成长。

二、2 型糖尿病

随着肥胖儿童的增多，儿童青少年中 2 型糖尿病的发病率也有增高趋势。

临床表现：发病较急，多见于肥胖儿童，发病初期超重或肥胖，以后渐消瘦，不易发生酮症酸中毒，部分患儿伴有黑棘皮肤，多见于颈部或腋下。

三、儿童糖尿病饮食

儿童的特点之一是处于生长发育时期，因此不宜过分限制饮食。大多数情况下，儿童所患的糖尿病多为 1 型糖尿病，由于胰岛细胞不能分泌胰岛素，所以从发病起必须持续注射胰岛素。因此，在饮食安排上要注意注射胰岛素和饮食之间的密切配合，避免低血糖或高血糖的发生。

1. 保证儿童每天摄取充足的能量：每天总能量（千卡）＝1000＋（年龄－1）×100

2. 保证每天供给充足的蛋白质、脂肪和碳水化合物，而且其配比要合理，一般为蛋白质占总量的 20%，脂肪占 30%，碳水化合物占 50%。保证每天摄入足够的维生素和无机盐。

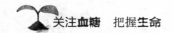

3. 像成年糖尿病患者一样,要采用分餐制,即每天 3 次正餐外,还要安排 2～3 次加餐,达到控制高血糖、防止低血糖的目的。

现代医学研究认为,糖尿病儿童及青少年的营养需求应趋于正常化生活方式,尤其病情稳定后的基本能量需求应与健康同龄儿相同。因此,美国糖尿病学会(ADA)推荐在参照正常儿童营养需求的基础上,糖尿病患儿饮食计划应个体化,且许多国家有自己的儿童及青少年营养需要的指南,多数可以共享,见表 5－3。

表 5－3 美国儿科协会推荐的各年龄段能量摄入推荐量[kJ(kcal)]

年龄(岁)	每日摄入总热能
1～2	约 3762(900),男女无区别
～3	约 4180(1000),男女无区别
～9	男约 5852(1400),女约 5016(1200)
～14	男约 7524(1800),女约 5016(1600)
～18	男约 9196(2200),女约 5016(1800)

患儿膳食计划的热能水平除应考虑患儿的不同年龄外,还应考虑到患儿的生长速度、能量消耗和血糖控制情况,并根据食欲、胰岛素剂量随时灵活调整,以确保患儿维持最佳的生长状态和理想体重。

第三节　老年糖尿病

老年糖尿病是指年龄＞60 岁的糖尿病患者(西方＞65 岁),包括 60 岁以前诊断和 60 岁以后诊断为糖尿病病者。

一、老年糖尿病的特点

1. 老年糖尿病绝大多数为 2 型糖尿病。资料表明,2 型糖尿病患病率随年龄而上升。

2. 老年糖尿病多数起病缓慢,多无症状,往往由于常规体检或因其他疾病检查血糖或尿糖时发现。

3. 部分老年糖尿病以并发症为首发表现,如糖尿病高血糖高渗状态,心、脑血管意外以及视力改变等。

4. 特殊表现:少数老年糖尿病患者表现为体温低、多汗、神经性恶病质、肌萎缩和认知功能减退。

5. 部分老年糖尿病患者有潜在的伴随疾病。

二、老年糖尿病的并发症

(一)急性并发症

老年糖尿病患者严重的急性代谢并发症常为高血糖高渗状态,死亡率高。

(二)慢性并发症

1. 心、脑血管并发症是老年糖尿病死亡的主要原因,80％老年糖尿病患者死于心血管并发症。

2. 老年糖尿病周围神经病变和自主神经病变均随年龄而增加。

3. 老年糖尿病患者白内障、视网膜病变和青光眼的发病率明显增多。

4. 部分老年糖尿病患者存在明显的认知功能障碍和活动受限。

三、老年糖尿病治疗的注意事项

1. 老年人随年龄增长,多器官功能减退,伴肾、心、肝功能不良者,应注意口服降糖药的适应证和禁忌证。

2. 有心功能不全者避免使用噻唑烷二酮类药物。

3. 避免首选作用强且作用持续时间长的磺脲类降糖药(如格列

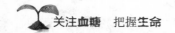

本脲等),以避免低血糖。

4. 因老年人对低血糖耐受性差,特别对于病程长、已有高危心脑血管风险的老年患者,低血糖可诱发心、脑血管事件,甚至导致死亡。因此在治疗时重点是避免低血糖发生,而非强化治疗控制血糖。血糖控制目标应遵循个体化原则,可略宽于一般成人。

四、老年糖尿病的筛查和预防

老年人是糖尿病的高危人群,预防是关键。老年人保持健康生活方式和生活习惯是预防糖尿病的基础。

第四节　糖尿病与旅游

糖尿病患者无须限制旅行或出差,但应事先做好准备。

一、病人旅行前的准备

◎ 在旅游前向医生征求意见,询问相关注意事项,并制订周密计划;

◎ 携带足够的药品:降糖药或胰岛素;

◎ 携带器具:如胰岛素注射器、针头、胰岛素注射笔、血糖仪、试纸条、电池等;

◎ 小零食:为了避免低血糖的发生,随身携带一些含糖的小食品或糖块;

◎ 糖尿病患者身份卡和糖果:可以提示其他人在你出现昏倒时对你进行及时的救治。

二、糖尿病患者旅游中的注意事项

◎ 长时间旅行应尽可能在飞机或火车内多走动；

◎ 如果开车外出旅游，经常停车，下来活动一下腿和脚；

◎ 按时就餐；

◎ 严格按医嘱用药；

◎ 所需要药品、注射器、血糖仪等应随身携带，不要托运，并准备额外的药物及必需品，如治疗感染、腹泻、恶心、失眠及感冒等药物；

◎ 车内储藏的胰岛素和血糖仪要避免高温；

◎ 更加频繁地监测血糖；

◎ 携带写明自己姓名、地址、联系人、联系电话及用药情况的卡片；

◎ 随身携带点心及预防低血糖的食品，以备误餐或低血糖时应用；

◎ 避免过度劳累，预防各种意外事故。

小贴士 36

糖尿病患者能否自驾游？——要慎重

（一）糖友能否自驾游？

1. 自驾前让医生评估自己的健康状况；

2. 有以下情况的糖友不适合自驾游：合并心脏病、下肢有并发症、注射较大剂量胰岛素、合并眼底病变；

3. 伤风、感冒等感染疾病应特别谨慎，这些疾病会引起血糖不稳。

（二）糖友自驾游的注意事项

1. 带齐血糖仪、葡萄糖块，以及可能需要的其他药物；

2. 上车前测一下血糖；

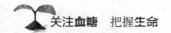

3. 不要连续长时间驾车；

4. 一旦出现低血糖的症状，应尽快停车，拿出血糖仪检测，然后补充含糖食物或饮料。

警惕：血糖过高或过低时驾驶，危险性等同于酒后驾车！

第五节　糖尿病患者生病期间的自我管理

一、糖尿病患者生病期间的自我管理

◎ 生病期间的压力可以使血糖上升；

◎ 生病期间饮食和运动如果不正常，血糖会上升；

◎ 生病期间的自我管理可以防止小病变成大病；

◎ 生病期间要像平时那样用胰岛素或降血糖药物；

◎ 生病期间要保持足够的水分和营养的摄入，遇到食欲不振或呕吐，应该吃一些易于消化的食物，如粥、牛奶、清汤面等；如果不能进食，需要每小时摄入 10～15 克的碳水化合物，如果汁、脱脂奶等（详情请咨询医护人员）；

◎ 多喝无糖、无咖啡因的液体，每小时喝一杯水或饮料；

◎ 比平时更为频繁地测血糖；

◎ 每次小便的时候都测尿酮，如果尿中有酮体，需要增加胰岛素用量，请询问医生（尤其是 1 型糖尿病患者）；

◎ 在感冒、发烧等生病的情况下，直接购买非处方药要注意其对血糖的影响，最好事先征求医生或药剂师的意见。

二、一旦出现以下症状中的任何一种，马上去医院

◎ 4～6 小时呕吐一次以上；

◎ 不能进食和喝水；

◎ 尿酮强阳性持续 4～6 小时以上；

◎ 发热超过 24 小时；

◎ 不易止住的腹泻；

◎ 呼吸困难；

◎ 神志发生改变。

第六节　糖尿病与感染

一、糖尿病并发感染可形成一个恶性循环

糖尿病容易并发各种感染，血糖控制差的患者更为常见也更为严重。糖尿病并发感染可形成一个恶性循环，即感染导致难以控制的高血糖，而高血糖进一步加重感染（图 5－1）。感染可诱发糖尿病急性并发症，感染也是糖尿病的重要死因之一。

糖尿病感染易感性机制是机体细胞及体液免疫功能减退，局部因素，如血管及周围神经病变，其他因素有血糖大幅度波动等。

糖尿病患者常见的感染有泌尿系感染、肺炎、肺结核、胆道感染、皮肤感染、

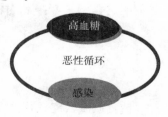

图 5－1　糖尿病与感染

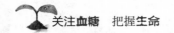

外耳炎和口腔感染。

二、防治感染的总原则

预防——血糖控制良好；加强自身卫生；必要的免疫接种。

治疗——严格控制血糖；有不适尽早就医；重视早期感染的治疗。

小贴士 37

预防感染,关键要控制血糖

预防感染,关键要控制血糖：注意个人卫生,提高身体的抵抗力,有不适感早就医,预防感染的关键还是要控制血糖长期达标。在严格控制血糖的同时抗感染治疗才有效。

三、糖尿病并发感染的注意事项

泌尿系感染：多喝水,注意个人卫生,洗澡选淋浴,毛巾不混用；

肺炎：预防感冒,必要时接种流感和肺炎疫苗；

肺结核：每年进行 1～2 次胸部 X 线,早发现、早治疗；

皮肤感染：注意皮肤清洁,不用刺激性香皂和沐浴液,轻微损伤别忽视。

第七节　糖皮质激素与糖尿病

糖皮质激素广泛用于多种急慢性疾病的治疗,同时也是对糖代谢影响很大的药物。血糖升高是糖皮质激素治疗的常见并发症。长期应用或单次应用均可以诱发或加重糖尿病,这种作用通常是剂量和时间依赖性的。当停用糖皮质激素后,糖代谢通常会恢复至用药前的状态。但是,如果用药时间过长,则可能会导致永久性的血糖升高(图 5-2)。

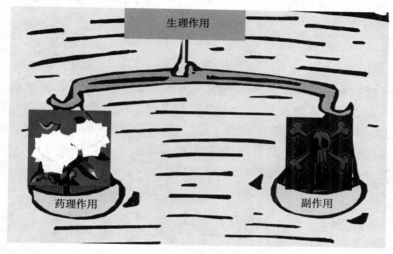

图 5-2　糖皮质激素是一把双刃剑

　　非糖尿病患者在使用大剂量糖皮质激素治疗时应监测血糖至少48 小时,根据血糖情况及时给予胰岛素等药物控制血糖。

　　糖尿病患者在使用糖皮质激素过程中应严密监测血糖和糖化血红蛋白,典型的血糖谱为相对正常的空腹血糖及逐渐升高的餐后血糖。因此,不能只监测空腹血糖。其次,在使用糖皮质激素的同时,应加强降糖治疗。随着糖皮质激素剂量的改变,降糖治疗应及时调整,胰岛素治疗常为首选。

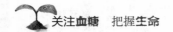

第八节 糖尿病与抑郁症

糖尿病患者抑郁症的患病率显著高于非糖尿病人群,糖尿病和抑郁症之间可能存在双向的因果关系。糖尿病患者的抑郁、焦虑、饮食失调、认知障碍等应作为患者心理评估及治疗的重要方面。改善糖尿病患者的代谢异常和抑郁症状,帮助患者及早摆脱不良心理,恢复自信,有助于提高患者的生活质量。

第九节 围手术期糖尿病管理

糖尿病患者围手术期的正确处理是医护人员面临的巨大挑战,糖尿病本身潜在的大、小血管并发症可显著增加手术风险。此外,手术应激可使血糖急剧升高,造成糖尿病急性并发症发生率增加,这也是手术后病死率增加的主要原因之一。另一方面,高血糖可造成感染发生率增加及伤口愈合延迟。围手术期正确处理需要外科医生、糖尿病专家及麻醉师之间很好的沟通与协作,主要包括以下几个方面:

一、术前准备及评估

对于择期手术,应对血糖控制以及可能影响手术预后的糖尿病并发症进行全面评估,包括心血管疾病,自主神经病变及肾病。术前空腹血糖水平应控制在 7.8 毫摩尔/升以下,餐后血糖控制在 10.0 毫摩尔/升以下。对于口服降糖药血糖控制不佳的患者,应及时调整为胰岛素治疗。口服降糖药控制良好的患者手术前一晚或手术当天停用口服降糖,大中手术应在术前 3 天停用口服降糖药,改为胰岛素治疗。

对于急诊手术,主要评估血糖水平,有无酸碱、水、电解质代谢紊乱,如果存在,应及时纠正。

二、术中处理

对于既往仅需单纯饮食治疗或小剂量口服降糖药物即可使血糖控制达标的 2 型糖尿病患者,在接受小手术时,术中不需要使用胰岛素。

在大中型手术术中,需静脉应用胰岛素,并加强血糖监测,血糖控制的目标为 5.0～11.0 毫摩尔/升。术中宜输注 5% 葡萄糖液 100～125 毫升/小时,以防止低血糖。葡萄糖—胰岛素—钾联合输入是代替分别输入胰岛素和葡萄糖的简单方法,需根据血糖变化及时调整葡萄糖与胰岛素的比例。

三、术后处理

在患者恢复正常饮食以前仍予胰岛素静脉输注,恢复正常饮食后可予胰岛素皮下注射。

对于术后需要重症监护或机械通气的患者,血浆葡萄糖＞10.0毫摩尔/升,通过持续静脉胰岛素输注将血糖控制在 7.8～10.0 毫摩尔/升范围内比较安全。

中、小手术后一般的血糖控制目标为空腹血糖＜7.8 毫摩尔/升,随机血糖＜10.0 毫摩尔/升。在既往血糖控制良好的患者可考虑更为严格的血糖控制,同样应注意防止低血糖发生。

第六章

持之以恒
糖尿病患者也可
享受美好人生

CHIZHI YIHENG

TANGNIAOBING HUANZHE YE KE

XIANGSHOU MEIHAO RENSHENG

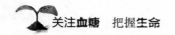

糖尿病实行综合管理,其中"心理健康"是糖尿病治疗的前提,"五驾马车"是基础,"预防并发症"是糖尿病综合管理的终极目标。

第一节　心理健康是前提

糖尿病是一种公认的身心疾病,要治"糖"先治"心"!

一、保持心理健康的重要性

保持心理健康可帮助你乐观面对生活,摆脱不良情绪,提高抵抗力,提高治疗效果。

二、走出心理障碍的误区

糖尿病是一种公认的身心疾病,可引起抑郁和焦虑等负面情绪,而负面情绪又会加重糖尿病。因此走出心理障碍的误区,才能保证享受美好生活。

(一)与其怀疑,不如接受

误区:"我身体一向很好,怎么可能得糖尿病呢?"

"我真的得糖尿病了吗? 肯定是化验有问题,医生的误诊!"

多数患者被确诊时都有这种心态,但应该尽快摆脱,长期有这种心态,不利于治疗。怀疑诊断是没有用的,不如尽快接受事实。

(二)气愤、埋怨只会加重病情

误区:"为什么偏偏是我得糖尿病? 老天对我太不公平了!"

"自己太不小心了,竟然得上这病,悔恨无比啊!"

糖尿病是遗传和环境因素共同作用的结果,气愤和埋怨只会使病情更严重。现在得糖尿病的人很多,每 10 个人中就有 6 个高血糖状态者,有很多伙伴,不是孤军奋战。

(三)抑郁、自责没必要

误区:"一辈子都要吃药、打针,这样的生活还有什么意义?"

"不能为家庭分担,还要让家人操心,我真是没用呀!"

吃药、打针能够有效帮助你控制血糖,延缓并发症的发生。学会和糖尿病一起生活其实没那么难,就像每天刷牙洗脸一样,习惯就好了。

(四)恐惧、焦虑应尽快摆脱

误区:"据说糖尿病是不治之症,那不会像癌症一样死去吗?"

"完了,这病要是被我亲戚、朋友知道了可怎么办?"

糖尿病虽不能治愈,但可以控制,只要血糖长期平稳达标,同样可以开心生活。

大部分糖友患病十几年,生活同样很快乐,亲戚、朋友都知道他的病情,外出就餐都很照顾他。

(五)消极治疗、放任自流不可取

误区:"治不治就那样了,反正治也治不好了。"

"既然并发症都出现了,抓紧时间享受生活吧。"

坚持治疗可以让身体情况好转,放弃治疗才是彻底服输呢!科学治疗可以延缓并发症的发生、发展。

如果通过科学的生活方式干预,仍无法控制好血糖,建议你咨询医生,选择适合你的药物,包括开始胰岛素治疗。

(六)不听信、盲从游医

误区:有些病友,曾经服用"游医"根治糖尿病的偏方,结果血糖升的很高,出现了酮症酸中毒,险些丢掉性命。

不要听信偏方,坚持科学治疗。医生会根据你的病情制定适合你的治疗方案,病情不同,治疗方案也不相同。

三、如何成就健康心理

1. 正确认识疾病:糖尿病是一种慢性进展性疾病,只要正确、有

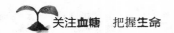
效地治疗,血糖达标了,就能明显延缓或减少并发症。

2. 树立信心:客观接受病情,立即治疗,树立起长期与疾病作斗争的信心。

3. 保持乐观的心态:要用乐观主义精神与糖尿病作斗争;战略上蔑视,战术上重视。

第二节　持之以恒地配合治疗,提高患者自我管理能力

一、医务人员应为糖友提供合理的综合管理方案

●糖尿病教育

—糖尿病相关知识宣教

—健康生活方式指导

—心理适应和行为改变

—患者自我管理能力的提高

—饮食方案

—运动方案

—合理用药

—定期安排患者复诊　并做相关检查

●糖友健康的生活方式的建立

—均衡饮食

—适量运动

—戒烟限酒

—控制体重

糖友积极参与综合管理

—自我监测

—配合治疗

—按时复诊

糖尿病患者控制达标

健康高质量的生活

良好的血糖控制

预防和控制并发症

良好的心理状态

二、"五驾马车"是基础

糖尿病综合管理"五驾马车"是基础,其中"教育"是核心,"饮食"是基础,"运动"是手段,"药物"是武器,"监测"是保障(图6-1)。

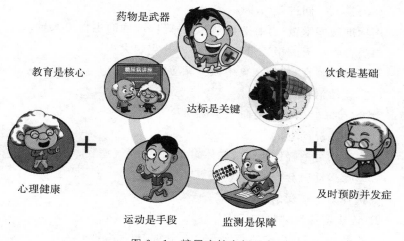

图6-1 糖尿病健康新7点

(一)饮食治疗是基础

1. 日常饮食自我管理原则

◎摄入适当热量;

◎平衡膳食,食物多样化;

◎坚持少量多餐;

◎配合用药时间定时定量进餐;

◎多饮水,限饮酒;

◎平衡饮食量与劳动强度;

◎家人督促,效果更佳。

2. 饮食管理窍门

◎控制食物份量:使用标准量具控制食物份量,避免过量;

◎增加饱腹感的小窍门:放慢进食速度;多吃绿叶蔬菜;增加饮

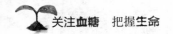

水量;餐后坚持短暂散步;

　　◎烹饪方法要科学,建议蒸、煮、炖、汆和拌,少用炸、煎和红烧;

　　◎一日健康饮食搭配:营养早餐、丰富午餐、清淡晚餐;

　　◎与家人一同进餐的小贴士:

用标准碗盛米饭(可装 2 两熟米饭)确保准确的主食摄入量;

肉类食物一天的摄入量相当于一副扑克牌大小;

可少量吃零食,并从主食中减少相应的量。

(二)运动治疗是手段

1. 运动好处多——生命在于运动

　　◎保持积极向上的心态;

　　◎多运动可减轻体重、增加体力,并感觉朝气蓬勃;

　　◎坚持运动就会有所收获;

　　◎选择易于接受的运动方式。

2. 逐步增加运动量的步骤

　　◎刚开始运动时,坚持每次 5～10 分钟,每周 2 次;

　　◎以后每次运动逐渐增加 2～5 分钟;

　　◎当感觉身体可以适应更多运动时,每周再增加 1 天运动;

　　◎最终目标:每次坚持运动 30 分钟,每周至少 150 分钟。

3. 运动中的安全防控

　　◎结伴去运动;

　　◎一旦感觉疼痛或呼吸费力,立即停止运动;

　　◎运动时喝些水;

　　◎随身携带应急糖果以备低血糖时服用;

　　◎随身携带一张注明糖尿病病情的卡片——急救卡。

4. 运动前后注意事项

　　◎运动前全面检查身体状况;

　　◎选择舒适的衣物;

　　◎选择合适的场所;

◎ 穿舒适的鞋,并在运动后检查足部;

◎ 运动前做 5～10 分钟热身运动;

◎ 运动后做 5～10 分钟整理运动;

◎ 结束后半小时及时补充水分。

5. 运动时如何预防低血糖

◎ 避免单独进行运动;

◎ 推荐饭后 1 小时开始运动;

◎ 长时间进行中等强度以上运动应采取下列预防措施:运动前及运动中适当加餐,随时监测血糖;

◎ 运动前后最好监测血糖;

◎ 较大运动量后,进食量要适当增加。

(三)药物治疗是武器

如果通过科学的生活方式干预仍无法控制好血糖,你需要咨询医生,选择适合你的药物,包括开始胰岛素治疗。

如果生活方式干预结合你目前的药物治疗仍不能很好地控制血糖,请咨询医生,调整你的治疗方案或胰岛素剂量。

在一般用药原则基础上,还需注意:

◎ 随着 β 细胞功能的减退需要不断调整药物治疗方案;

◎ 药物治疗中注意药效和副作用;

◎ 遵医嘱,科学用药,个体化用药。

(四)监测是保障

1. 糖尿病监测及自我管理

◎ 血糖:各点血糖谱、糖化血红蛋白、尿糖;

◎ 其他监测指标:血压、体重及腰围、血脂、足、肾脏、眼底、心血管病;

◎ 其中以血糖自我监测为基础。

2. 自我血糖监测的好处

◎ 有利于评价糖尿病治疗效果;

◎ 及时发现低血糖;

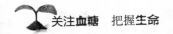
◎可指导患者更有效地进行自我管理。

3．写好糖尿病监测日记

◎记录进餐和就寝时间,以及餐前、餐后2小时和睡前血糖;

◎记录胰岛素或口服药用药剂量及时间;

◎对特殊情况给予备注说明。

4．定期复诊也是自我管理中的重要一项

糖尿病是终身疾病,糖友应定期复诊以利于更好地调整用药剂量以便血糖达标;预防和及时发现并发症。

(五)健康教育是核心

接受健康教育是糖尿病自我管理的前提。获得健康知识,正确认识疾病与治疗,转变不良生活方式;提高自我管理糖尿病的能力,包括学会科学的饮食与运动、正确地监测血糖、规范地注射胰岛素等;有利于科学认识并治疗糖尿病,延缓并发症的发生发展;是糖尿病治疗和并发症预防中不可缺少的手段。

糖尿病教育途径:

1．正规渠道开设的糖尿病教育课堂;

2．医生、护士等专业人士提供饮食、运动、用药、胰岛素注射及自我监测指导;

3．参加淄博市第一医院内分泌科甜蜜之行俱乐部活动等;

4．订阅正规糖尿病书籍、报纸、杂志;

5．浏览专业的糖尿病关怀网站(如 www.zbtnb.com)。

三、预防并发症是糖尿病综合管理的终极目标

大家都知道"糖尿病不可怕,可怕的是并发症"。而糖尿病并发症总是伴随血糖控制不佳而悄悄来临,但是一旦出现,却是气势汹汹,严重影响你的生活质量,并时刻威胁着你的生命。

未控制好的糖尿病会引发一系列威胁到我们生命健康的并发症,其中糖尿病的急性并发症,如糖尿病酮症酸中毒、高血糖高渗压综合征、糖尿病乳酸性酸中毒、低血糖、感染,直接危及患者的生命,

而慢性并发症,如心脑血管疾病、肾病、视网膜病变、神经病变、糖尿病足等,如不加以控制,可导致脑梗死、心力衰竭、猝死、失明、肾衰竭、截肢、阳痿等,可使患者的健康水平和劳动能力大大下降,甚至造成死亡。

虽然目前糖尿病尚无根治的办法,但是只要你掌握了糖尿病的相关知识,保持乐观的心态,学会做自己的医生,同时积极配合医护人员进行有效的持之以恒的治疗,成为驾驭糖尿病的高手,你同样可以享受美好人生。

附 录
FU　　　LU

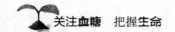
附录一 食物的血糖生成指数

表1 低血糖指数的食物（GI＜55）

食物	GI	食物	GI
混合膳食		意大利式全麦粉细面条	37
猪肉炖粉条	16.7	白的意大利式细面条（煮15～20分钟）	41
饺子（三鲜）	28		
米饭＋鱼	37	线面条（通心面粉，实心，约1.5毫米粗）	35
硬质小麦粉肉馅馄饨	39		
包子（芹菜猪肉）	39.1	通心粉（管状，空心，约6.35毫米粗，煮5分钟）	45
馒头＋芹菜炒鸡蛋	48.6		
馒头＋酱牛肉	49.4	粗的硬质小麦扁面条	46
饼＋鸡蛋炒木耳	52.2	加鸡蛋的硬质小麦扁面条	49
谷类粮食		75％～80％大麦粒面包	34
大麦粒（煮）	25	50％大麦粒面包	46
整粒黑麦（煮）	34	混合谷物面包	45
整粒小麦（煮）荞麦	41	含水果干的小麦面包	47
荞麦方便面	53.2	50％～80％碎小麦粒面包	52
荞麦（煮）	54	45％～50％燕麦麸面包	47
黑米	42.3	80％燕麦粒面包	45
即食大米（煮1分钟）	46	黑麦粒面包	50
含直链淀粉高的半熟大米（煮、黏米类）	50	稻麸	19
		全麦维（家乐氏）	42
强化蛋白质的意大利式细面条（煮7分钟）	27	玉米面粥	50.9
		玉米糁粥	51.8

食物	GI	食物	GI
豆类		饼干	
大豆罐头	14	达能牛奶香脆	39.1
大豆	18	达能闲趣饼干	39.1
五香蚕豆	16.9	燕麦粗粮饼干	47.1
扁豆	38	水果及水果产品	
冻豆腐	22.3	樱桃	22
豆腐干	23.7	李子	42
炖鲜豆腐	31.9	柚子	25
红小扁豆	26	鲜桃	28
绿小扁豆	30	生香蕉	30
小扁豆汤罐头（加拿大）	44	熟香蕉	52
绿小扁豆罐头（加拿大）	52	干杏	31
四季豆	27	梨	36
高压处理的四季豆	34	苹果	36
四季豆罐头（加拿大）	52	柑	43
绿豆	27.2	葡萄	43
绿豆挂面	33.4	猕猴桃	52
利马豆加 5 克蔗糖	30	水蜜桃汁	32.7
利马豆（棉豆）	31	苹果汁	41
利马豆加 10 克蔗糖	31	巴梨汁罐头（加拿大）	44
冷冻的嫩利马豆（加拿大）	32	未加糖的菠萝汁（加拿大）	46
利马豆加 15 克蔗糖	54	未加糖的柚子果汁	48
粉丝汤（豌豆）	31.6	天然果汁桃罐头	30
干黄豌豆（煮，加拿大）	32	糖浓度低的桃罐头（加拿大）	52
鹰嘴豆	33		
咖喱鹰嘴鱼罐头（加拿大）	41	根茎类食品	
鹰嘴鱼罐头（加拿大）	42	土豆粉条	13.6
青刀豆（加拿大）	39	甜土豆（白薯、甘薯、红薯）	54
青刀豆罐头	45	雪魔芋	17
黑眼豆	42	藕粉	32.6
罗马诺豆	46	苕粉	34.5

食物	GI	食物	GI
蒸芋头	47.9	牛奶	27.6
山药	51	脱脂牛奶	32
牛奶食品		牛奶(加糖和巧克力)	34
低脂奶粉	11.9	牛奶蛋糕(牛奶＋淀粉＋糖)	43
降糖奶粉	26		
老年奶粉	40.8	低脂冰激凌	50
无糖奶粉	47.6	糖及其他	
低脂酸乳酪(加人工甜味剂)	14	果糖	23
		乳糖	46
低脂酸乳酪(加水果和糖)	33	花生	14
一般的酸乳酪	36	西红柿汤	38
牛奶(加人工甜味剂和巧克力)	24	巧克力	49
		可乐	40.3
全脂牛奶	27		

表 2　中等血糖指数的食物(GI＝55～70)

食物	GI	食物	GI
米饭＋芹菜＋猪肉	57.1	意大利式硬质小麦细面条(煮 12～20 分钟)	55
米饭＋蒜苗	57.9		
米饭＋蒜苗＋鸡蛋	67.1	细的硬质小麦扁面条	55
馒头＋黄油	68	80%～100%大麦粉面包	66
玉米粉＋人造黄油(煮)	69	粗面粉面包	64
大麦粉	66	汉堡包(加拿大)	61
荞麦面面条	59.3	新月形面包(加拿大)	67
荞麦面馒头	66.7	白高纤维小麦面包	68
甜玉米(煮)	55	全麦粉面包	69
(粗磨)玉米粉(煮)	68	油炸土豆片	60.3
二合面窝头	64.9	煮土豆	66.4
含直链淀粉高的白大米(煮、黏米类)	59	鲜土豆	62
		白土豆泥	70

食物	GI	食物	GI
甜菜	64	蒸粗麦粉	65
冰激凌	61	裂荚的老豌豆汤(加拿大)	60
油酥脆饼(澳大利亚)	55	嫩豌豆汤罐头(加拿大)	66
高纤维黑麦薄脆饼干	64	黑豆汤(加拿大)	64
营养饼	65.7	黄豆挂面	66.6
竹芋粉饼干	66	煮的白土豆	56
小麦饼干	70	烤的白土豆(加拿大)	60
白小麦面面包	70	蒸的白土豆	65
黑麦粉面包	65	糖浓度高的桃罐头	58
燕麦麸	55	淡味果汁杏罐头	64
小麦片	69	淡黄色无核小葡萄	56
黑五类	57.9	(无核)葡萄干	64
小米粥	61.5	芒果	55
大米糯米粥	65.3	巴婆果	58
大米粥	69.4	麝香瓜	65
即食羹	69.4	菠萝	66
爆玉米花	55	橘子汁	57
酥皮糕点	59	芬达软饮料(澳大利亚)	68
比萨饼(含乳酪,加拿大)	60	蔗糖	65

表3 高血糖指数的食物(GI>70)

食物	GI	食物	GI
米饭十猪肉	73.3	糯米饭	87
牛肉面	88.6	面条(一般的小麦面条)	81.6
含直链淀粉低的半熟大米(煮)	87	去面筋的小麦面包	90
		法国棍子面包	95
含直链淀粉低的白大米(煮)	88	白小麦面面包	105.8
		玉米片	73
大米饭	88	高纤维玉米片	74
小米(煮)	71	可可米(家乐氏)	77
糙米(煮)	87	卜卜米(家乐氏)	88

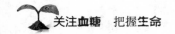

食 物	GI	食 物	GI
桂格燕麦片	83	格雷厄姆华夫饼干（加拿大）	74
油条	74.9	华夫饼干（加拿大）	76
烙饼	79.6	香草华夫饼干（加拿大）	77
即食大米（煮6分钟）	87	膨化薄脆饼干（澳大利亚）	81
白小麦面馒头	88.1	米饼	82
蚕豆	79	西瓜	72
用微波炉烤的白土豆	82	蜂蜜	73
土豆泥	73	白糖	83.8
马铃薯（土豆）方便食品	83	葡萄糖	97
无油脂烧烤土豆	85	麦芽糖	105
胡萝卜	71	南瓜	75
蒸红薯	76.7	胶质软糖	80
酸奶	83		
苏打饼干	72		

表 4 基于血糖负荷的部分食物交换份

食物名称	交换份重（克）	每份食物（GL）	食物名称	交换份重（克）	每份食物（GL）
粮谷类			粟（煮）	25	7.5
强化蛋白通心粉	35	2.7	黑米粥	25	7.6
通心粉（白）	35	3	大米（即食,煮1分钟）	25	8.3
米线	25	3.2	通心面（管状,粗）	25	8.5
荞麦（黄）	25	9	玉米渣	25	8.6
酥皮糕点	25	9.2	面条（小麦粉）	25	11.8
面条（硬小麦粉,细）	25	9.3	粗麦粉（蒸）	25	12.2
油条	25	9.4	桂格燕麦片	25	12.8
面条（全麦粉,细）	25	6.4	玉米面（粗粉,煮）	25	12.8
小麦（整粒,煮）	25	6.6	荞麦馒头	25	13
黑麦（整粒,煮）	25	6.6	白馒头	35	13.3
面条（硬,扁,粗）	25	6.7	小米（煮）	25	13.3
方便面	25	7.2	玉米面粥	25	9.4
米仁	25	7.2	寿司	25	9.6

食物名称	交换份重（克）	每份食物（GL）	食物名称	交换份重（克）	每份食物（GL）
黄豆挂面	25	9.8	芸豆（四季豆）	25	3.3
荞麦方便面	25	10.1	扁豆（红，小）	25	3.6
小麦片	25	10.1	绿豆	25	3.8
小麦粉	25	10.5	四季豆（高压处理）	25	4
荞麦面条	25	10.6	扁豆（绿，小）	25	4.2
未发酵面饼	35	11.4	利马豆（棉豆）	25	4.4
小米粥	25	11.5	四季豆（罐头）	25	6.2
大麦粉（煮）	25	11.6	扁豆（绿小，罐头）	25	7.2
玉米片	25	15.3	栗子	50	10.7
碎白米饭	25	16.1	小扁豆汤（罐头）	25	6.1
大米饭	25	16.2	**饼干面包类**		
糙米（煮）	25	16.5	花生酱饼干	25	1.5
糯米饭	25	17.8	达能牛奶香脆	25	5.8
烧饼	35	20.2	达能闲趣饼干	25	6.9
香米饭	25	20.4	裸麦粉粗面包	35	7
烙饼	35	14.7	达能阳光早餐饼干	25	7.2
粗麦粉（煮）	25	3.9	面包（混合谷物）	35	7.9
大麦（整粒，煮）	25	4	面包（黑麦粒）	35	8.8
绿豆挂面	25	5	高钙达能饼干	25	8.8
通心粉	25	8.9	面包（去面筋）	35	12.3
豆类及坚果			面包圈（白，原味）	35	12.6
豆腐干	50	1.3	白面包（吐司）	35	12.8
豆腐（炖）	100	1.3	苏打饼干	25	13.7
腰豆	35	1.7	荞麦面包	35	16.4
鹰嘴豆	25	4.7	华夫饼干	25	9.1
莲子	26	5	米面包	35	10.1
黑豆汤	25	5.4	汉堡面包	35	10.7
黑眼豆	25	6	燕麦面包	35	10.8
蚕豆（五香）	25	2.5	面包（粗面粉）	35	11.2
红豆	25	2.9	面包（黑麦粉）	35	11.4
干豌豆	25	3	面包（80%燕麦粒）	35	11.4

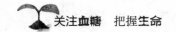
食物名称	交换份重（克）	每份食物（GL）	食物名称	交换份重（克）	每份食物（GL）
面包（高纤维）	35	11.9	干豆及坚果		
面包（全麦粉）	35	12.1	腰果	15	0.9
棍子白面包	35	16.6	黄豆（罐头）	25	0.7
膨化米脆饼	25	17.2	豆腐（冻）	150	0.8
白面包	35	17.9	黄豆（浸泡，煮）	25	0.8
白小麦粉面包	35	18.5	玉米（甜，煮）	200	25.1
鲜豆及蔬菜（GL/0.19MJ）			水果（GL/0.19MJ）		
洋葱	115	1.2	李子	100	1.9
四季豆	125	1.4	樱桃	100	2.2
速冻豌豆	35	1.5	柚	100	2.3
青刀豆	125	2.5	桃	100	3.1
扁豆	125	2.9	梨	100	3.7
南瓜	175	5.9	芒果	100	3.9
鲜豌豆	125	12.3	葡萄	100	4.3
芋头（蒸）	50	4	草莓	150	4.3
百合	28	4.2	菠萝	100	6.3
山药	75	4.4	杏干	30	7.3
莲藕	65	4.8	香蕉（熟）	75	8.1
胡萝卜	100	5.5	橙子	100	4.4
甜菜	175	19.7	杏	100	4.4
薯类及制品			香蕉（生）	75	4.7
马铃薯粉条	25	2.7	苹果	100	4.9
藕粉	25	6.9	柑	100	4.9
筈粉	25	7.1	猕猴桃	100	6.2
马铃薯（微波炉）	100	13.5	西瓜	250	9.9
甘薯（山芋）	100	14.3	芭蕉	100	13.7
马铃薯（烤）	100	9.9	提子	100	46.7
马铃薯片（油炸）	100	9.9	木瓜	100	8.3
马铃薯（蒸）	100	10.7	奶类		
马铃薯（煮）	100	11	全脂牛奶	160	1.5
甘薯（红，煮）	100	18.6	牛奶	160	1.5

食物名称	交换份重（克）	每份食物（GL）	食物名称	交换份重（克）	每份食物（GL）
酸奶（原味）	130	2.3	豆奶	160	4.9
脱脂牛奶	160	2.6	老年奶粉	25	5.3
酸奶（加糖）	130	5.8	无糖奶粉	25	6.2
降糖奶粉	25	3.4	冰激凌	70	11.1

附录二　常见食物中的胆固醇含量

常见食物中胆固醇含量（每100克食物所提供的胆固醇）

食物名称	胆固醇（毫克/100克）	食物名称	胆固醇（毫克/100克）
猪脑	2591	鸡	106
鸡蛋黄	1510	填鸭	96
松花蛋	608	广东腊肠	94
鸡蛋	585	普通鸭	94
鹌鹑蛋	515	猪油（炼）	93
鸡肝	476	大黄鱼	86
鲫鱼子	460	草鱼	86
猪肾	354	冰激凌	86
黄油	295	瘦猪肉	81
猪肝	288	带鱼	76
墨鱼	226	海参	62
对虾	193	瘦羊肉	60
奶油	168	兔	59
猪舌	158	瘦牛肉	58

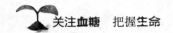

食物名称	胆固醇(毫克/100 克)	食物名称	胆固醇(毫克/100 克)
青虾	158	羊乳	31
肥羊肉	148	脱脂牛乳粉	28
肥牛肉	133	牛乳	15
全脂牛乳粉	110	牛乳(酸)	12
青鱼	108		

附录三　食物嘌呤含量分类及食物选择表

嘌呤含量 (每 100 克食物)	食物举例
第一类 (150～1000 毫克)	肝、脑、肾、胰脏；沙丁鱼、凤尾鱼、鱼子；浓肉汤、肉精
第二类 (75～150 毫克)	牛肉、牛舌、猪肉、绵羊肉、兔；鸭、鹅、鸽子、鹌鹑、野鸭、火鸡、野鸡；鲤鱼、鳕鱼、大比目鱼、鲈鱼、鳗鱼、贝壳类水产；扁豆、干豆类；鸡汤、肉汤、肝汤
第三类 (<75 毫克)	四季豆、青豆、鲜豌豆、菜豆；菠菜、芦笋、菜花、龙须菜、蘑菇、青鱼、鲱鱼、鲑鱼、金枪鱼、白鱼、鳝鱼、龙虾、螃蟹；鸡肉、羊肉；花生、麦片、麦麸面包
第四类 (<30 毫克)	奶类、奶酪、蛋类；水果、蔬菜类(除第三类中的蔬菜外)；可可、咖啡、茶、果汁饮料、豆浆、糖果、蜂蜜；精致谷类，如富强粉、精磨稻米等细粮

小贴士 38

38-1　痛风急性期应注意

只能选择牛奶、鸡蛋（特别是鸡蛋清）、精制谷类及嘌呤少的蔬菜，多食水果及大量饮水，禁饮酒和禁用一切肉类及嘌呤含量丰富的食物（禁用第一、二、三类食物，任意选用第四类食物）。

38-2　痛风缓解期应注意

采用正常平衡膳食以维持理想体重。食物的选择上禁用第一类食物，禁饮酒和限制选用第二、三类食物，其中肉、鱼、禽类每天最多食用 2 两，也可采用水煮肉的方法，弃汤食肉以减少嘌呤的摄入。此外可任意选用第四类食物。

附录四
高血脂患者如何选择食物调节血脂

适宜的食物	禁用/少用的食物
富含优质蛋白质、低脂肪、低胆固醇、高纤维食物，包括鱼类、大豆及其豆制品、洋葱、大蒜、食用菌藻类、山楂、绿茶、橄榄油、茶油、脱脂奶、燕麦、全麦、糙米、玉米、荞麦、各种红黄绿色蔬菜、水果等	各类高能量、高胆固醇和高脂肪的食物，包括肥肉、动物内脏、蛋黄、松花蛋、贝壳类（如蚌、螺蛳等）和软体类（如鱿鱼、墨鱼、鱼子等）、浓肉汤。油炸食品、腌制食品、火腿、奶油类食品、甜点心、人造黄油等

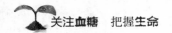
关注**血糖** 把握生命

附录五 各种生活活动和运动的代谢当量表

表 1 3 个代谢当量以下的生活活动

代谢当量	活动内容
1	静躺和看电视、书写、阅读、打电话等,乘坐汽车或卡车
1.5	坐姿操作实验、修表、小电器维修、阅读、驾驶、开会、进餐、交谈或唱歌;轻体力办公室坐姿劳动
2	烹调或准备食物(站立、坐着),用手工器械
2	立姿用洗衣机洗衣、折或挂衣服、整理手提箱
2	拉大提琴、吹笛子、管弦乐器、弹吉他
2	在办公室工作步行[速度<50 米(70 步)/分]
2.5	伸展运动、瑜伽
2.5	轻体力的保洁工作:除尘、倒垃圾、洗盘子、使用吸尘器
2.5	涉及走或站立的烹调或准备食物、上菜、铺桌子
2.5	浇灌植物、坐着和宠物玩耍
2.5	坐/跪姿为小孩穿衣、洗澡、梳头、喂饭、玩耍
2.5	修剪草坪,为草地施肥或播种
2.5	当指挥、弹钢琴或风琴、吹喇叭、小提琴
2.5	遛鸟、推婴儿车、牵儿童走路[速度 50 米(70 步)/分]、平地散步
3	慢舞:华尔兹、桑巴、探戈、慢波、恰恰
3	洗车、洗窗、洗车库、一般的打扫房屋
3	汽车修理
3	采摘、收获水果/蔬菜

代谢当量	活动内容
3	保龄球、飞盘
3	下楼梯
3	遛狗
3	站着的轻或中度的体力劳动(包裹、修理、组装)

表2　3个代谢当量以上的生活活动

代谢当量	活动内容
3.3	清扫地毯、地板
3.3	空手在办公室行走,速度为75米(105步)/分
3.3	硬地水平步行散步,速度为75米(105步)/分
3.5	中等用力包装或卸箱子,偶尔地提举家庭物品
3.5	站姿中度体力劳动,提起23千克重物
4	闲暇骑车玩耍、工作,时速<16公里
4	非常用力同时做多项家务
4	行走或跑着和小孩玩耍
4	照顾老人、成年残疾人
4	行走/跑着和宠物玩耍
4	中等速度行走,95米(125步)/分,或搬运小于11千克的重物
4.5	舞蹈:中东、东方舞蹈、草裙舞、吉卜赛舞、迪斯科、广场集体舞、爱尔兰踢踏舞、波尔卡舞
4.5	整修橱柜等家具
4.5	种树、园艺修剪
5	激烈地行走/跑着和小孩或宠物玩耍
5	铺草坪
5.5	修剪草坪、操作电力割草机
8	搬中等重量的物品上楼(7~18千克)
8	步行上楼梯、爬梯子、步行135米(180步)/分
15	跑步、上楼梯

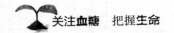

表3　3个代谢当量以上的运动

代谢当量	活动内容
3.5	打高尔夫球(使用电动车)
4	锻炼或运动教学:足球、篮球、棒球、游泳
4	乒乓球、太极拳、排球
4	游泳
4.5	一般的高尔夫球运动
5	打保龄球、滑板、垒球或棒球、网球双打
5	非常快速地硬地水平步行散步,100米(140步)/分
6	慢或稍用力骑车,时速16～19公里
6	篮球(非比赛)、打沙袋
6.5	有氧操
7	慢跑、羽毛球比赛、游泳(随意姿势)
7	一般的滑雪运动
8	骑车,时速19～20公里
8	俯卧撑、仰卧起坐
8	缓慢的游泳(45米/分),侧泳或在水中前行
9	足球比赛
10	蛙泳、蝶泳
11.5	跑步,时速11.2公里
12	骑车疾行,时速25～30公里
12	快速跳绳
14	快速跑,230米/分

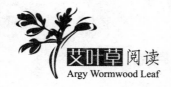

艾叶草·健康自我管理必备书

在阅读中收获健康，让"健康"成为一种习惯

什么是"艾叶草·健康自我管理必备书"？

　　世界卫生组织研究发现，个人的健康和寿命 60% 取决于自己。我们"艾叶草"图书的理念就是"健康地传播健康知识"。这个品牌的每一本书都是经过精心挑选、专家审核认定的，力求将科学的健康知识传递给您，充分挖掘您的健康潜能，为您和您的家人送去一份健康。

"艾叶草·健康自我管理必备书"的特点

1. **精选**：通过专家审稿，将科学的健康知识传达给您。
2. **悦读**：以精练的语言、富有创意的形式传播健康文化。
3. **益身**：通过阅读，健康潜移默化地成为一种生活的习惯，提高生活品质。

―――――――――――― "艾叶草阅读"书目 ――――――――――――

《标本兼治看胃病——30 年诊疗经验》

治疗胃病从认识胃的结构和消化过程入手
培育好您的后天之本，与胃一起快乐生活

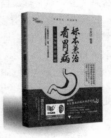

生活中不经意间的细微的致病因素，也可以慢慢累积起来伤胃，我们的胃怎么能经受得住这种长年累月的折磨？中医在两千多年前就强调"治未病"的重要性，今天的我们更应该采取积极的预防措施，来保护胃的健康。

这是一本让你走出治疗、预防胃病误区的佳作。相信通过本书，你能清楚地认识胃与生命、疾病与健康的关系，懂得运用合适的方式方法改善它们的关系，即便在患上胃肠疾病后，仍然能够重新建立起胃肠与生命系统的高度和谐。

专门介绍了一些如何及早发现胃病，防治胃病，最终彻底远离胃病的基本原则和通俗易学的方法。

作者：王来法
ISBN：978-7-308-11766-1
定价：29.00 元

《慢性病防治 200 问》

近 70 种常见慢性病，如何合理地健康饮食、科学运动锻炼，
如何护理、预防复发，怎样运用自我按摩，怎样进行精神调养

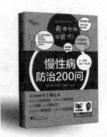

心脑血管疾病、恶性肿瘤、糖尿病、慢性呼吸系统疾病等慢性病严重影响了人民群众的身体健康。

本书围绕高血压、糖尿病、慢性支气管炎、肺气肿、慢性胃炎、便秘、脂肪肝、胆囊炎、肝硬化、慢性肾炎、结石、前列腺增生、贫血、高脂血症、痛风、风湿性关节炎、婴幼儿腹泻、颈椎病、骨质疏松、多动综合征、妇科炎症、乳腺增生、子宫肌瘤、慢性鼻炎等近 70 种常见慢性病，讲述良好的生活方式、合理的健康饮食、科学的运动锻炼，常见慢性病如何辨识，如何预防，如何进行穴位按摩，如何锻炼，如何调整饮食，如何护理，如何预防复发，怎样进行精神调养。

作者：施仁潮 竹剑平 严余明 编著
ISBN：978-7-308-12909-1
定价：29.80 元